パーソナリティ障害の認知療法

ケースから学ぶ臨床の実際

井上和臣 編著

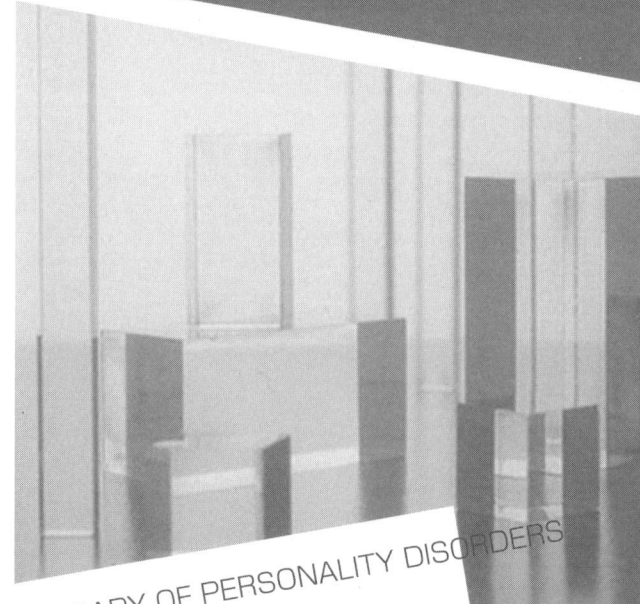

COGNITIVE THERAPY OF PERSONALITY DISORDERS
A Casebook for Clinical Practice

岩崎学術出版社

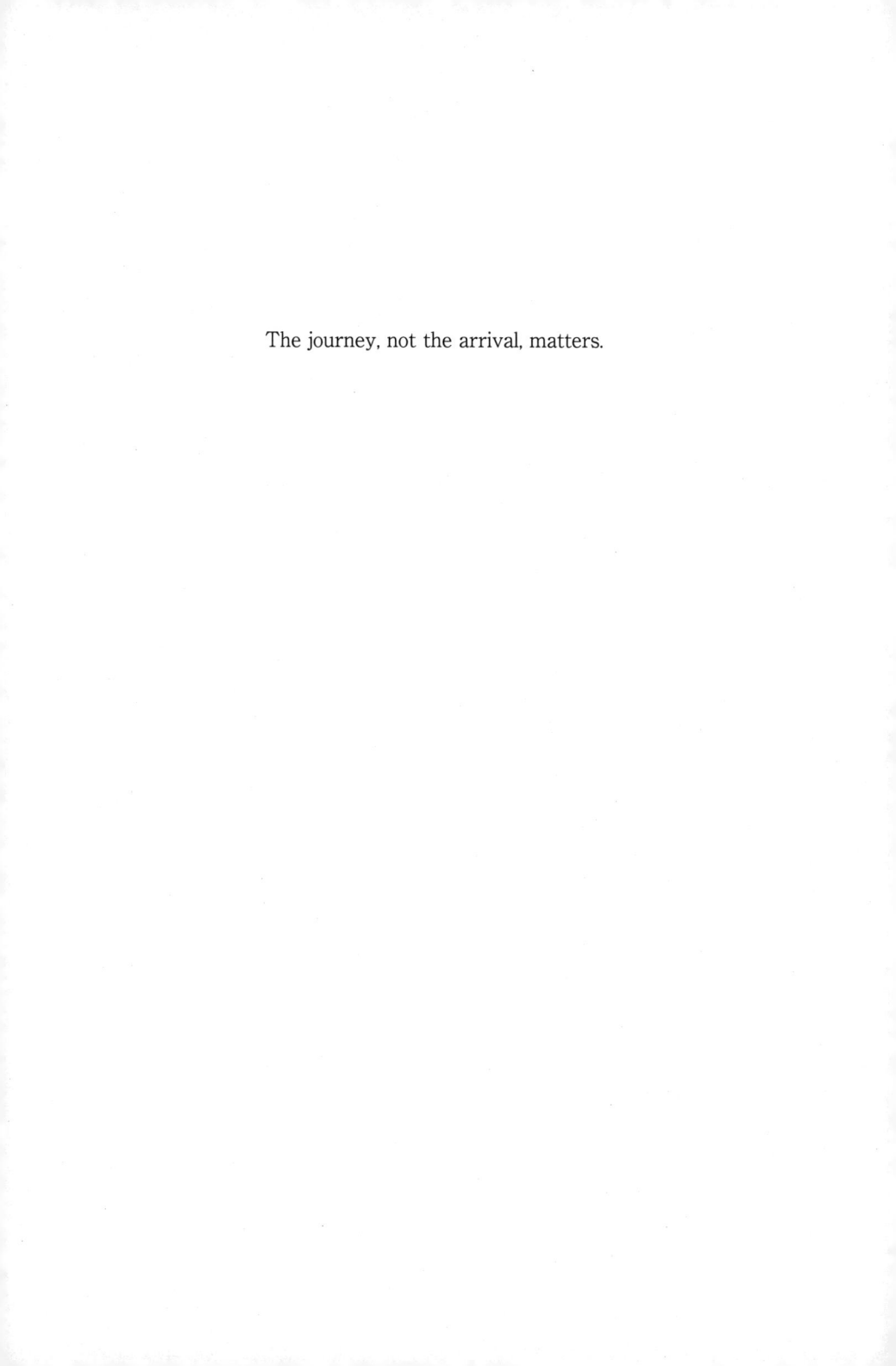

The journey, not the arrival, matters.

目　次

プロローグ　「標準的」認知療法　　1

第Ⅰ部　総　論

第1章　理　　論　　7

第2章　臨　　床　　21

第3章　鑑別治療学　　37

第Ⅱ部　各　論

第4章　情緒不安定性パーソナリティ障害で認知行動療法が有効であった一症例　　43

第5章　「認知療法は苦手です」と標準的認知行動療法に躊躇を示した情緒不安定性パーソナリティ障害患者の入院心理療法
　　　　——患者の認知行動スタイルとニーズに合わせた認知行動療法の活用　　63

第6章　認知療法中止例に学ぶ情緒不安定性パーソナリティ障害における精神療法的介入の工夫　　81

第7章　演技性パーソナリティ障害への弁証法的行動療法　　101

第8章　神経性無食欲症を合併した強迫性パーソナリティ障害に対する認知行動療法　　117

第9章　不登校からひきこもりを呈した青年期事例における不安性(回避性)パーソナリティ障害への介入　　135

第10章　不安性(回避性)パーソナリティ障害の認知療法
　　　　——自責と拒絶の怖れを訴える女性への, 認知的概念化と介入　　151

第11章　不安性（回避性）パーソナリティ障害を伴った重症対人恐怖症に対する認知療法　*167*

第12章　セックス・セラピーを求めてきた夫が不安性（回避性）パーソナリティ障害の一症例　*181*

第13章　パニック障害をともなった依存性パーソナリティ障害に対する認知行動療法的介入　*197*

エピローグ　認知療法の新しい地平　*221*

あとがき　*225*

索　引　*227*

プロローグ

「標準的」認知療法

　認知療法（cognitive therapy）が単極性非精神病性うつ病の短期療法として開発され，エビデンスに基づく精神療法の嚆矢となったのは，1970 年代のことである．以降，主治療としての認知療法の適応は，不安障害，神経性大食症，物質使用障害へと拡大し，21 世紀を迎えるとともに，薬物療法の補助治療として双極性障害や統合失調症までを適応とするようになり，今日に至っている．パーソナリティ障害に対する認知療法も，この適応拡大という動向のなかにあると言えるだろう．

　先年，認知療法の創始者 Beck, A. T. らによる『人格障害の認知療法』[3] を訳出したとき，監訳者あとがきにこう記した．長くなるが，ここに引用しておきたい．

　……監訳者の仮説は，『人格障害の認知療法』が認知療法の大きな転回点に位置している，というものである．試みに，認知療法の特徴として従来から指摘されている事柄を復習してみよう．まず思い浮かぶのが，認知療法は時間限定型の精神療法であり，通常，15 ～ 25 回ほどのセッションで終結する，という点である．また，治療は構造化され，当面する具体的な問題に焦点を絞る形で進められることも忘れてはなるまい．抑うつや不安などの不快な感情を緩和するために，これに随伴する認知，とりわけ自動思考への介入を主として行うという方法論も重要な特徴である．患者に能動的・指示的に関わる治療者は，治療関係における共同を重視するものの，患者 – 治療者関係の維持に常時その努力を傾注する治療者ではない．ところが，第 I 軸障害から第 II 軸障害に対象が移ったとき，こうした「標準的な」認知療法は大きな修正を余儀なくされる．人格障害の中核に強固に存在するスキーマが治療の主たる標的となるため，いきおい治療は長期化してしまう．また，当面

する問題に集中するだけでは不十分で，過去の情動体験にまで遡及する必要性が生じてくる．認知の修正を容易にするには，強い情動と結びついた「熱い」スキーマに働きかけることが不可欠になるからである．さらに，治療者は治療関係を阻害する自らの感情反応と非機能的認知にも目を向けなければならない．……

　ここで「標準的」認知療法と目されているのは，うつ病の認知療法である．パーソナリティ障害に認知療法を適用する場合，いわば「修正」認知療法が不可欠になるという趣意である．

　別書[5]で，認知療法の 1970 年代から 90 年代までの経時的展開を図示したことがある．うつ病に対する精神分析から発想された認知療法は，不安障害を対象とするとき行動療法に接近し，パーソナリティ障害を治療するに至って再び精神分析に回帰しているように思われた．治療の対象が異なれば，認知療法は「修正」されることになる，というのが図の意味するところでもあった．

　「修正」された認知療法という概念は何も私見に限ったことではない．アメリカ精神医学会が作成した『物質使用障害の診療ガイドライン（旧版）』[1]を読んでも，「うつ病や不安障害の治療法として開発された Beck の認知療法は，物質使用障害の患者を治療するために修正されてきた」と明記されている．

　しかし，認知療法の原型がひとつ存在し，適応の拡大は原型の修正を伴う，というのは妥当な見解であろうか．

　われわれは Beck の声を聴く必要がある．トロントでの世界認知療法会議 1992 での講演音源[2]が手元にある．

　　"…Many times people talk about standard cognitive therapy. Obviously, there is no such thing as standard cognitive therapy. There is a specific cognitive therapy for every specific disorder. And with any specific disorder, there is a specific cognitive therapy for the specific patient that you treat…There is no one cognitive therapy…"

　『うつ病の認知療法』[4]はうつ病治療の手引書として優れ，多くの示唆を与えるものではあるが，パーソナリティ障害を対象とする認知療法はまったく新しく，いわば零から（de novo）創案されなければならない．さらに，個々の患者に即応した認知的概念化が基礎となって，治療は進められる必要がある．ま

さに十人十色であり，千差万別であって，100名のパーソナリティ障害患者には100の認知療法が実践されることになる。もしそこに共通項を探るとすると，それは認知を軸とした病態理解と，認知とりわけスキーマ（信念）への介入という点だけであろう。

文　献

1) American Psychiatric Association (1995): Practice Guideline for the Treatment of Patients with Substance Use Disorders: Alcohol, Cocaine, Opioids. American Journal of Psychiatry 152 (supplement), 1-59
2) Beck, A. T. (1992): Cognitive Therapy: A Status Report. Presented at the World Congress of Cognitive Therapy, University of Toronto, Ontario, Canada, June 17-21
3) Beck, A. T., Freeman, A. & Associates (1990): Cognitive Therapy of Personality Disorders. Guilford Press, New York. 井上和臣監訳 (1997)：人格障害の認知療法. 岩崎学術出版社, 東京
4) Beck, A. T., Rush, A. J., Shaw, B. F. & Emery, G. (1979): Cognitive Therapy of Depression. Guilford Press, New York. 坂野雄二監訳 (2007)：新版 うつ病の認知療法. 岩崎学術出版社, 東京
5) 井上和臣 (2006)：改訂4版 認知療法への招待. 金芳堂, 京都

第Ⅰ部

総　論

第 1 章

理　論

1. パーソナリティ理論

　およそ精神療法が治療技法の集合ではなく，体系的であるためには，(1) パーソナリティと精神病理に関する理論を基礎とすること，(2) 理論の妥当性を支持する知見が存在すること，(3) 理論との整合性を有する治療法であること，(4) 治療の有効性を支持する科学的根拠が存在すること，という基本要件を満たす必要がある[2)3)]。

　認知療法におけるパーソナリティ理論を特徴づけるのは，進化の視点である[4)5)]。進化という歴史性を考慮に入れて，われわれの思考・感情・行動様式の形成を把握することによって，パーソナリティの構造や機能がいっそう明瞭に理解できるようになることが期待される。ヒト以外の動物の多くの顕在行動があらかじめプログラムされているとすれば，同じ機転がヒトの行動（対人的方略）にも適用できるだろう。ヒトの認知・情動・動因プログラムには，遺伝的に規定された構造と経験との双方が関わっていると想定される（**図1**）。このプログラムはわれわれが出来事をどう解釈し，どんな感情をいだき，どのよ

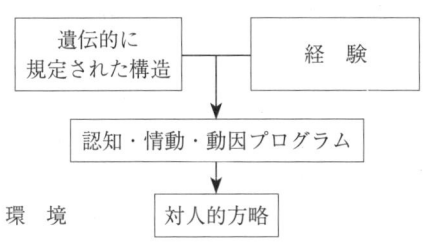

図1　認知療法におけるパーソナリティ理論

うに行動するかに影響を与えている。言うまでもなく，プログラムは個体の生存と種の保存に資するように作動することになる。環境からの要求に適合するように，認知・情動・動因プログラムは調節されることが不可欠である。ところが，ヒトの文化・社会が急速に変化するのに対して，プログラムが呼応しなくなってくると，太古には適応的であった行動も不適応的な様相を呈してくる可能性がある。

パーソナリティ障害と呼ばれる病態は，「その人の属する文化から期待されるものより著しく偏った，内的体験および行動の持続的様式」[1]であり，「ある特定の文化における平均的な人間が知覚し，考え，感じ，そしてとりわけ他人に関わる仕方からの極端な，あるいは際立った偏りを示している」[13]ことが特徴とされる。自然環境よりも文化・社会的環境との不適合がわれわれの認知・情動・動因プログラムに生じている事態，それがパーソナリティ障害と仮定できるかもしれない。

さらに，パーソナリティ障害に特定の形容詞を付すことによって，個々のパーソナリティ障害が分類される。ICD-10[13]では，妄想性，非社会性，情緒不安定性，演技性，不安性（回避性），依存性などが区別され，DSM-IV-TR[1]では反社会性，自己愛性などとなる。どの形容詞にも中立的な響きはなく，むしろ否定的印象を与える。侮蔑的と言ってもよい。

一方に，太古から脈々と受け継がれてきた，ヒトという生物に備わる認知・情動・動因プログラムがある。他方に，社会的存在としての人間が生きていかなければならない社会文化的環境がある。両者の不適合という理念からパーソナリティ障害を概念化することで，形容詞そのものに変更が生じるわけではないが，少しは中立的な立場に治療者は位置できるのではあるまいか。進化の視点の導入により，副次的な結果としてではあっても，呼称の有害作用を軽減させることが期待できる。

すでに本書ではpersonality disordersをパーソナリティ障害と表記してきた。呼称の問題は，schizophreniaに対応する用語として統合失調症への変換が2002年になされ，精神科臨床に大きな影響を与えてきていることからもわかるように，重要である。人格否定的な印象を与える精神分裂病という病名を変更してほしいという患者・家族の願いが，病名変更の端緒となったことは記憶に新しい[12]。人格障害という用語に対しても，患者の家族が否定的イメージを抱く可能性が指摘されている[14]。事情は統合失調症の場合と似ているのかもしれない。しかし，名は体を表すということわざにもあるように，呼称の

変更が重要なのは，単なる外的な標識ではなく，背後にある理念の転換を招来するからであろう。あるいは，もっと正確に表現するなら，治療者の準拠枠の変更がそこで要求されているのは言うまでもない。

2. パーソナリティの基礎単位

スキーマ

認知療法においてパーソナリティの基礎単位として想定されているのは，スキーマ（schemas）あるいは信念（beliefs）である（図2）。進化の視点からとらえるなら，スキーマは個体の生存を保持する目的にかなうように太古の経験から形成され，複数の状況下で普遍的に認められる認知で，個人に特有の信念に相当する。スキーマは関連するストレス因によって活性化されると，経験や情報を取捨選択したり総合したりする鋳型の役割を果たすようになる。その結果，スキーマと力動的な関係をなす，自動思考という状況依存的な認知が病像を支配するのである。

スキーマは認知療法の黎明期にうつ病の再燃・再発に関与する認知的構造として仮定されたものである。うつ病相にあってはうつ病特異的スキーマが活発となり，肯定的な体験ですら，その価値を否定されてしまう。しかし，うつ病が終息するとともに，うつ病特異的スキーマは確認できなくなる。Beckらの非機能的態度尺度（Dysfunctional Attitude Scale）も，うつ病に関連するスキーマを同定する意図で開発されたものの，寛解期にあるうつ病患者では役に立

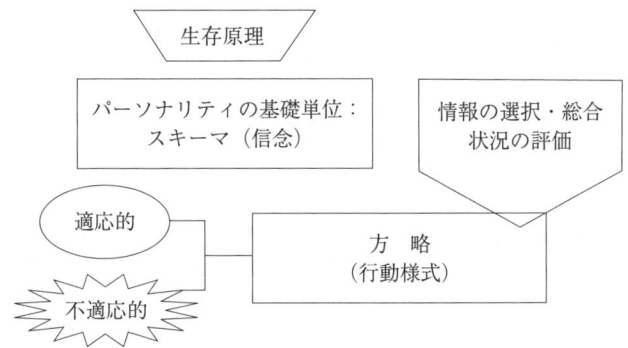

図2　パーソナリティの基礎単位としてのスキーマ

たない．特性を測定すべく作成されたはずの質問紙は，状態を評価するものでしかなかったのである．

ところが，パーソナリティ障害では，比喩的に表現するなら，スキーマが常時露出し，スキーマの鉱脈を形成している[8]．スキーマは多くの状況下で活性化され，抑うつや不安が病像の前景になくとも，非機能的スキーマは確認可能なのである．うつ病や不安障害が存在するときも，症状消退後の寛解期に，うつ病や不安障害などに関連するスキーマとは別の，パーソナリティ障害に固有のスキーマが露呈することになる．もちろんこれはあくまで仮説である．しかし，パーソナリティ障害に特異的なスキーマは柔軟性を欠き，強制的で命令的性質を有し，制御したり改変したりすることに抵抗することを特徴としている．

スキーマの重層構造

図3は障害 – 特異的スキーマと障害 – 非特異的スキーマの重層構造を模式的に提案したものである．うつ病にせよ，不安障害にせよ，もっとも表層にある認知は，それぞれに特異的な自動思考である．うつ病[6]では，「私には何の取り柄もない」，「どうして一度としてうまくやれないのか」といった自己に関する否定的自動思考，「誰も私のことをわかってくれない」，「面白いことなんて何ひとつとしてない」といった他者や世界に関する否定的自動思考，「このまま消えてしまえたら」，「お先真っ暗だ」といった将来に関する否定的自動思考が認められる．不安障害の場合[10]，「私に何が起こるのだろうか」，「次は何が起こるのだろうか」といった脅威や危険に関する自動思考，「どうすればい

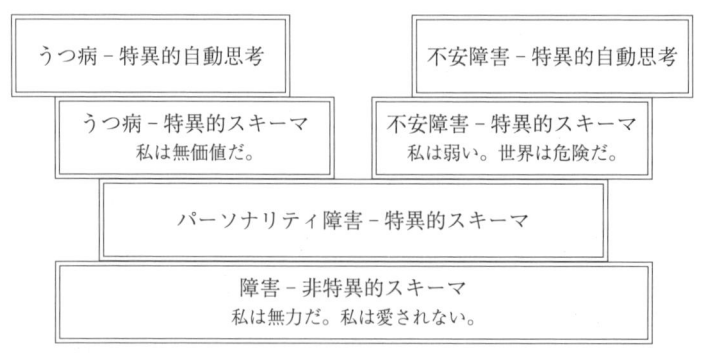

図3　スキーマの重層構造

いのだろうか」,「できそうもない」,「これ以上は耐えられない」,「逃れられればよいのに」,「私には助けが必要だ」といった自己の対処能力に関する自動思考が一般的である。

　状況に依存して出現する自動思考の基礎には，うつ病に特異的なものとして「私は無価値だ」，不安障害に特異的なものとして「私は弱い」,「世界は危険だ」といったスキーマを想定することができるだろう。うつ病や不安障害に特異的なスキーマは，先に述べたように，症状が存在するときにのみ明瞭となり，症状の軽快とともに潜在化する。

　うつ病や不安障害に特異的なスキーマより深層にあるパーソナリティ障害に特異的なスキーマは，症状とは独立して，常に起動していて，逆説的ではあるが常に顕在化している。さらに，こうした障害－特異的なスキーマの基底には，障害とは直接的には関連しない非特異的な，つまりは普遍的なスキーマが存続すると考えられる。すべてのスキーマを蔵する障害－非特異的スキーマは，生物・心理・社会的存在としての人間に特異的なスキーマである。Beckのいわゆるハードコアスキーマがこれに相当し，「私は無力だ」と「私は愛されない」に代表される。

方　略

　障害の有無にかかわりなく，一般に，スキーマによる状況の評価に基づいて，さまざまな行動がもたらされる。ここでは個体の行動様式を方略（strategies）と呼ぶことにするが，スキーマの影響下にある方略はときに適応的であり，ときに不適応的となる。ただし，われわれの目には不適応的にみえる方略も，進化の過程においては十分に適応的であった時期があるというのが重要な視点である。

　方略はまた個々のパーソナリティ障害を特徴づけるものでもある。パーソナリティ障害における方略には，過剰に発達した方略と発達が不十分な方略とがある（**図4**）。たとえば，不安性（回避性）パーソナリティ障害では，回避や抑制という方略が過剰に発達しているのに対し，自己主張や群居性という方略は未発達である。強迫性パーソナリティ障害の場合には，過剰発達した方略として制御や秩序があり，一方で自発性や遊戯性は発達不全の状態にあると考えられる。

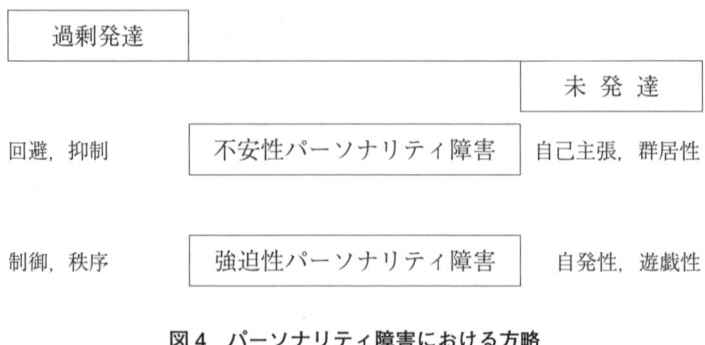

図4 パーソナリティ障害における方略

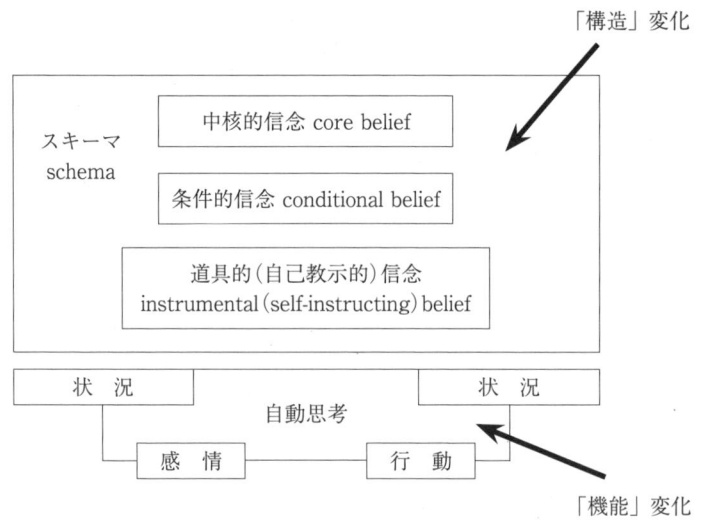

図5 認知的概念化図(認知プロフィール)

3. 認知プロフィール

認知的概念化

　認知療法を実施する際,精神障害の如何を問わず,ICDやDSMの分類体系に基づく臨床診断とともに,症例の認知的概念化(cognitive conceptualization)が重要であることは言うまでもない。認知的概念化とは認知療法の視点からなされる診断であり,認知療法を進める上での海図・道路地図の役割を果たすものである。

認知的概念化は図によって提示されることがある（認知的概念化図 cognitive conceptualization diagram，**図5**）．

　一般に，認知的概念化図は，(1) 不快な感情や不適応的行動の起こる状況（対人関係状況など）を特定し，その状況における否定的自動思考を取り出す，(2) いくつかの状況における自動思考から共通の主題（信念）を推測する，(3) 不快な感情や不適応的行動の起こる状況，自動思考，信念を図示する，という段階を踏んで作成できる．このとき，信念を中核的信念，条件的信念，道具的信念（自己教示的信念）に分けるとよい．中核的信念（core belief）とは，「私（他人，世界）は〜である」と表現されるもので，自己と他者と世界に関する視点を提供する．条件的信念（conditional belief）は，「もし〜ならば，そのときは〜である」と表記され，介入方針の策定に利用できる．道具的（自己教示的）信念（instrumental/self-instructing belief）は，行動に直接的な指示を与える信念で，「〜しよう」，「〜しないようにしよう」という形式をとる．

特定のパーソナリティ障害における信念

　ICD-10 に分類されている特定のパーソナリティ障害について，信念の例を**表1**に示す．Beck らはパーソナリティ障害に対する認知療法をはじめて世に問うたとき，DSM-III-R にある9つのパーソナリティ障害のそれぞれについて，14の信念を提案している．詳細は初版の訳書[4]に譲るが，それらは後にパーソナリティの病理を認知的側面から査定するパーソナリティ信念質問票（Personality Belief Questionnaire，PBQ）の質問項目となって，第2版[5]に記載されている．なお，境界性パーソナリティ障害の信念に関して，初版では他のパーソナリティ障害の信念との重複が多いとして具体的な提示がなかった．しかし，後年の実証研究から得られた14の信念が，第2版ではPBQの項目として立てられている（**表2**）．

　臨床的にはPBQを用いると，認知的概念化が可能となり，治療で扱うべき信念群を同定するのに役立つだろう．Beck ら[5]は大うつ病性障害（第I軸）と回避性パーソナリティ障害（第II軸）の2例を例示し，臨床診断は同一であっても，PBQにより信念の特徴に差異がみられたとして，範疇的（categorical）ではなく次元的（dimensional）な査定の意義を論じている．

認知プロフィール

　認知的概念化（認知的概念化図）はまた認知・行動・感情プロフィール，略

表1 各パーソナリティ障害を特徴づける信念

パーソナリティ障害	信念
F60.0　妄想性	人は信用ならない。 私はだまされやすい。 人は私を欺き，私を傷つけようとする。
F60.1　統合失調症質性	一人でいるのがいい。 人と関わるのは無意味だし，面倒だ。 親しくしていると，自由がなくなる。
F60.2　非社会性	人の世は食うか食われるかだ。 他人は意気地なしで，私のほうが強い。 やられる前にやってしまえ。
F60.3　情緒不安定性	不快な感情は我慢できない。 頼っても，捨てられるだけだ。 自分をコントロールするなんてできっこない。
F60.4　演技性	私には魅力がない。 人から拍手喝采をあびていないといけない。 他人は私をあがめるためにあるのだ。
F60.5　強迫性	私はだらしない。 細かなことこそが大事だ。 他人はきちんとしている必要がある。
F60.6　不安性（回避性）	私は人に好かれるほうではない。 人に拒否されたら大変だ。 本当の私に気づかれると，捨てられる。
F60.7　依存性	私は一人では何もできない。 強い誰かが必要だ。 愛されて守られていないと，私は駄目になる。

して認知プロフィール（cognitive profile）と呼ぶことができる。アメリカ精神医学会の分類（DSM-III-R）に基づく各パーソナリティ障害の認知プロフィールについては，すでに別に紹介した[7]。本書の各論で詳述される，日常臨床

表2 PBQにおける境界性パーソナリティ障害を特徴づける14の信念

1. 不愉快な感情はどんどん強まっていって，最後はコントロールできないまでになってしまう。
2. 私は他の人のようにうまくはやっていけない。
3. 他人があることを言ったとしても，何か別のことを意味していることが多い。
4. 他人は私に近づいてくると，「本当の」私を見つけ出して，私を拒否するようになるだろう。
5. 私の身近な人は，私に対し誠実ではなくなり，不貞を働くようになる。
6. 私は何かにつけ頼れるものが必要で，弱い人間である。
7. 他人を信用することが私にはできない。
8. いつも私は警戒していなければならない。
9. なすべきことができるよう助けてくれたり，悪いことが起こったときのために，いつも誰かにそばにいてもらう必要が私にはある。
10. 不用意に機会を与えてしまったら，他人は私を利用するだろう。
11. 人との関係に少しでも緊張の兆しがみえたら，それは関係が悪化していることを意味している。だから，私のほうから関係を絶つ必要がある。
12. ひとりにされたら，私は無力でどうすることもできない。
13. 私が極端な行動をしたときにだけ，人は私に注意を払ってくれる。
14. 先に相手をやっつけないと，私のほうがいじめられるだろう。

で出合う機会の多いパーソナリティ障害に関して，認知プロフィールの例を以下に示す[4)5)]。

不安性（回避性）パーソナリティ障害（図6）では，「私は社会的適性に欠け，無能で，他人に好かれない」，「他人は優れていて，批判的で，私に恥をかかせる」という認知が中核的信念と考えられる。「本当の私を知ったら，他人は私を拒むだろう」，「他人に拒まれたら，その不快感に私は耐えられない」という認知が条件的信念となる。これらの信念が基礎となって，「他人に評価される状況は避けよう」，「不快な感情や思考からは目をそらすようにしよう」という道具的信念が作動し，不安性（回避性）パーソナリティ障害を特徴づける方略が持続するようになる。

依存性パーソナリティ障害（図7）では，「私はまったく無力で，ひとりぼっちだ」，「他人は有能で，私を支えてくれる存在だ」という中核的信念が基礎にあり，条件的信念としては，「有能な人が身近にいてくれるときだけ，私はうまくやれる」，「もし他人に見捨てられると，私はだめになってしまう」，「愛

```
┌─────────────────────────────┬─────────────────────────────┐
│ 中核的信念（自己）           │ 中核的信念（他者）           │
│ 私は社会的適性に欠け，無能   │ 他人は優れていて，批判的で， │
│ で，他人に好かれない。       │ 私に恥をかかせる。           │
└─────────────────────────────┴─────────────────────────────┘
┌───────────────────────────────────────────────────────────┐
│ 条件的信念                                                 │
│ 本当の私を知ったら，他人は私を拒むだろう。                 │
│ 他人に拒まれたら，その不快感に私は耐えられない。           │
├───────────────────────────────────────────────────────────┤
│ 道具的信念                                                 │
│ 他人に評価される状況は避けよう。                           │
│ 不快な感情や思考からは目をそらすようにしよう。             │
└───────────────────────────────────────────────────────────┘
┌─────────────────┬─────────────────────────────────────────┐
│ 感　情           │ 行　動                                  │
│ 不安，悲哀       │ 他人に評価される状況を回避する          │
│                  │ 不快な感情や思考を回避する              │
└─────────────────┴─────────────────────────────────────────┘
```

図6　不安性（回避性）パーソナリティ障害の認知プロフィール

```
┌─────────────────────────────┬─────────────────────────────┐
│ 中核的信念（自己）           │ 中核的信念（他者）           │
│ 私はまったく無力で，ひとりぼっ│ 他人は有能で，私を支えてくれる│
│ ちだ。                       │ 存在だ。                     │
└─────────────────────────────┴─────────────────────────────┘
┌───────────────────────────────────────────────────────────┐
│ 条件的信念                                                 │
│ 有能な人が身近にいてくれるときだけ，私はうまくやれる。     │
│ もし他人に見捨てられると，私はだめになってしまう。         │
│ 愛されていなければ，私はいつも不幸だ。                     │
├───────────────────────────────────────────────────────────┤
│ 道具的信念                                                 │
│ 私を守ってくれる人を怒らせないようにしよう。               │
│ できるだけ親密な関係になろう。                             │
│ 媚びへつらおう。                                           │
└───────────────────────────────────────────────────────────┘
┌─────────────────┬─────────────────────────────────────────┐
│ 感　情           │ 行　動                                  │
│ 不　安           │ 依存的な関係になる                      │
│                  │ （「強い」人に服従し，その人を喜ばせる）│
└─────────────────┴─────────────────────────────────────────┘
```

図7　依存性パーソナリティ障害の認知プロフィール

されていなければ，私はいつも不幸だ」という認知が認められる。結果として，「私を守ってくれる人を怒らせないようにしよう」，「できるだけ親密な関係になろう」，「媚びへつらおう」といった道具的信念が顕著となり，頼りになりそうな強い人との依存的な関係が形成される。

第1章 理 論　17

中核的信念（自己）	中核的信念（他者）
私は弱くて，人を信じることができない。 私は一人でいることに耐えられない。	他人は言うことと考えることが一致しない。 他人は不誠実で，私を裏切る。

条件的信念
不用意に機会を与えてしまったら，他人は私を利用するだろう。
私が極端な行動をしたときにだけ，他人は私に注意を払ってくれる。
いったん不快な感情を覚えたら，その感情はどんどん大きくなり，
私のコントロールの限界を超えてしまう。

道具的信念
いつも警戒していなければならない。
悪いことが起こったときのために，いつも他人にそばにいてもらう必要がある。
人との関係に少しでも変調がみられたときは，
私のほうから関係を絶つ必要がある。

感　情	行　動
不安定な感情 抑うつ，不安，焦燥，空虚感，怒り	不安定な対人関係 衝動的な行動，自傷行為・自殺の脅し

図8　情緒不安定性パーソナリティ障害（境界型）の認知プロフィール

　情緒不安定性パーソナリティ障害（境界型）（**図8**）では，「私は弱くて，人を信じることができない」，「私は一人でいることに耐えられない」，「他人は言うことと考えることが一致しない」，「他人は不誠実で，私を裏切る」という自己と他者に関する中核的信念がみられる。条件的信念としては，「不用意に機会を与えてしまったら，他人は私を利用するだろう」，「私が極端な行動をしたときにだけ，他人は私に注意を払ってくれる」，「いったん不快な感情を覚えたら，その感情はどんどん大きくなり，私のコントロールの限界を超えてしまう」という認知が想定できる。道具的信念は「いつも警戒していなければならない」，「悪いことが起こったときのために，いつも他人にそばにいてもらう必要がある」，「人との関係に少しでも変調がみられたときは，私のほうから関係を絶つ必要がある」といったものが挙げられるだろう。

4．患者‐治療者関係

　認知療法の基本原則に共同的経験主義（collaborative empiricism）がある。共同的とは，認知療法における患者‐治療者関係を示していて，科学者たちの

チームに喩えられる。治療者は患者の積極的な治療参加を促し，患者は治療に関して応分の責任を治療者と共有する。もちろん治療への関与や責任の度合は常に50%-50%というわけではない。治療者が70%，患者が30%ということもあろう。しかし，共同的関係のはじめには治療者に多く割り当てられていた事柄が，しだいに患者に移譲されていく。患者はやがて自分自身の治療者となることが期待される。"Be your own therapist !"である。認知療法がセルフ・ヘルプの精神療法と呼ばれる所以である。

　治療の進展とともに，ガイドの役割を果たす治療者と，治療者に誘導され歩む患者という，二者の存在を必要とする teaching therapy としての認知療法は，自ら実験し自ら発見する患者だけから成立する学習（learning）の反復体験に，行きつ戻りつしながら，段階的に進化していく。かつて治療者が患者に問いかけたように，患者は自らに問いかける態勢になる。いわば，質問モード（questioning mode）に設定されるのである。

　誘導による発見（guided discovery）という認知療法の原則は，ソクラテスの対話法（Socratic dialogue）とも称される。人間の本質を明らかにするためにソクラテスが生涯をかけて追究した方法を，反駁的対話（エレンコス）と呼ぶ[9]。エレンコスでは，対話の相手が最初になした論に対して，誰もが認めざるをえないような反証を提示することによって，当該の論の矛盾が導き出される。ソフィストたちとの論争を繰り返した末にソクラテスは発見する。「彼らは知らないのに何かを知っていると思っているが，私は知らないことは知らないと思っている」。ソクラテスにとって無知の自覚こそが，彼の対話法を基礎づけるものであった。相手の論に疑問を呈するソクラテスには，議論の帰結が予見できているわけではない。しかも，エレンコスを通して検証された信念は，つねに誤謬の可能性を含んでいるのである。不確定性がソクラテスに無知を自覚させる。認知療法における治療者は，ソクラテスがそうであったように，自分の見解が確実なものではないと自覚する必要があるだろう。

　『統合失調症の認知行動療法』[11]の序でBeckは，認知療法の登場によって「回復のために，自分自身で主体的・能動的に治療に関与する役割」を患者が新たに担えるようになったと述べている。同書には，精神病体験に対する対処法を増強させる技法を論じた一章がある。対処法増強技法を用いた介入が有効なのは，症状がもたらす苦痛を軽減させるための工夫をさまざまな形で患者がすでに実行しているからである。

　患者は愁訴を重ねるだけの，破局化モード（complaining/catastrophizing

mode）にある，犠牲者的・受動的な存在ではない。問題の解決を模索する潜勢力を秘めた，問題解決モード（problem-solving mode）を内蔵する存在とみなされる。楽観的と言ってしまえばそれまでであるが，当面する問題に変化をもたらすには何がしかエネルギーが付加されることが必要になる。健康な楽観主義は大量のエネルギーを備蓄しているはずである。

　パーソナリティ障害の認知療法において治療関係が重視されることは当然である。同時に，患者のかかえる問題に積極的に取り組んでいくことで問題解決が促進されるなら，それが治療関係にも好ましい影響を与えるだろう。

文　献

1) American Psychiatric Association（2000）: Diagnostic and Statistical Manual of Mental Disorders, Fourth Edition, Text Revision（DSM-IV-TR）. American Psychiatric Publishing, Washington DC. 高橋三郎，大野裕，染矢俊幸訳（2003）: 新訂版 DSM-IV-TR 精神疾患の診断・統計マニュアル．医学書院，東京
2) Beck, A. T.（1992）: Cognitive Therapy: A Status Report. Presented at the World Congress of Cognitive Therapy, University of Toronto, Ontario, Canada, June 17-21
3) Beck, A. T.（2005）: The Current State of Cognitive Therapy: A 40-Year Retrospective. Archives of General Psychiatry 62, 953-959
4) Beck, A. T., Freeman, A. & Associates（1990）: Cognitive Therapy of Personality Disorders. Guilford Press, New York. 井上和臣監訳（1997）: 人格障害の認知療法．岩崎学術出版社，東京
5) Beck, A. T., Freeman, A., Davis, D. D. & Associates（2004）: Cognitive Therapy of Personality Disorders, Second Edition. Guilford Press, New York
6) Hollon, S. D. & Kendall, P. C.（1980）: Cognitive Self-Statements in Depression: Development of an Automatic Thoughts Questionnaire. Cognitive Therapy and Research 4(4), 383-395
7) 井上和臣（1996）: 人格障害の認知療法．大野裕，小谷津孝明編　認知療法ハンドブック（下巻）．星和書店，東京，79-100
8) 井上和臣（2007）: 認知療法の世界へようこそ──うつ・不安をめぐるドクトルKの冒険．岩波書店，東京
9) 岩田靖夫（1995）: ソクラテス．勁草書房，東京
10) Kendall, P. C. & Hollon, S. D.（1989）: Anxious Self-Talk: Development of the Anx-

ious Self-Statements Questionnaire (ASSQ). Cognitive Therapy and Research 13(1), 81-93

11) Kingdon, D. G. & Turkington, D. (1994): Cognitive-Behavioral Therapy of Schizophrenia. Guilford Press, New York. 原田誠一訳（2002）：統合失調症の認知行動療法. 日本評論社, 東京

12) 日本精神神経学会（ホームページ）：統合失調症について——精神分裂病と何が変わったのか. http://www.jspn.or.jp/05ktj/05_01ktj/05_01index.html

13) World Health Organization (1992): The ICD-10 Classification of Mental and Behavioural Disorders: Clinical Descriptions and Guidelines. World Health Organization, Geneva. 融道男, 中根允文, 小見山実監訳（1993）：ICD-10 精神および行動の障害——臨床記述と診断ガイドライン. 医学書院, 東京

14) 山下達久, 和田良久, 崔炯仁（2008）：境界性パーソナリティ障害の家族へのアプローチ——病名告知と心理教育的アプローチをめぐって. 牛島定信編　境界性パーソナリティ障害〈日本版治療ガイドライン〉. 金剛出版, 東京, 173-184

第 2 章

臨　床

1. スキーマと方略

「熱い」認知

　認知療法の理論的仮説である認知モデルは，認知が感情を規定する，と概括できる。Ellis, A. の論理情動行動療法（rational emotive behavior therapy）とは違い，認知療法という用語には感情の2文字が含まれていない。認知療法は合理主義一辺倒の治療法であって，感情という人間精神の重要な側面を忘れている，といった誤解が生じるかもしれない。しかし，認知療法が第一義的な目的とするところは，過度に不適切な感情を緩和することにある。治療が感情の把握から始まり，感情の安定化で終わることは，いくら強調しても強調しすぎることはあるまい。認知の転換がみられるとき，変化は知的な領域にとどまらない。同時に，感情の適正化も生じているはずである。認知とは，広義には，感情的なものまでを包含する大きな概念であると言えるかもしれない。

　「鉄は熱いうちに打て」のことわざにあるように，感情をも内包する認知の修正は，とくに感情的負荷の高い「熱い」認知（"hot" cognition）に対して介入がなされたとき実現しやすい。患者が現に体験している事柄に焦点を当て，その瞬間の「熱い」認知を取り出して，それを処理することによって，頭で理解するだけで終わらない，体験に即した形での理解，経験的理解が得られることになる。「熱い」認知をとらえるには，感情の生々しい変化が認められる瞬間を見逃さないようにすることである。

　パーソナリティ障害の認知療法では，「今，ここ」の問題に焦点を当てるだけにとどまらず，しばしば児童期の体験にまでさかのぼって介入がなされる。過去に経験されたものとは言え，患者が回想する感情は決して色褪せてはおらず，あたかも目の前で現に進行しているように，強烈な感情を伴って再体験さ

れる。「熱い」認知がそうした感情と表裏をなして存在しているはずである。「熱い」認知は言語的に表現されるばかりでなく，鮮明な映像として，具象的なイメージの形態をとって同定されることもある。過去がイメージとして再現されるとき，患者の感情はいっそう強烈になり，「熱い」認知が得られやすくなる。

スキーマ（信念）の普遍性

面接において最近の困惑について最初に尋ねることで，治療者は患者のかかえる問題への関心を伝えることができる。患者への共感は何よりも患者の問題への関心によって示されるだろう。

以下に引用する女性患者は，不安性（回避性）パーソナリティ障害の特徴が顕著な混合性パーソナリティ障害の症例である[1,2]。

「最近はどんなことで困っているのか，少し話していただけませんか？」と治療者が尋ねるところから面接は始まる。患者は，強い不安がみられ，いつもより頻繁に前治療者と接触していた，と答える。「不安はどんな状況でよくみられたのですか？」と治療者は尋ねる。患者は職場での性的いやがらせや差別的発言に言及した後，最近の旅行について語る。

Pt（患者）：私が入っていくと，急にみんなの話題が変わって，低所得者層が住む地域の話題になったりするのです。
Th（治療者）：話題が変わったとき，どんなふうに感じましたか？
Pt：ほら，また始まったという感じです。私は人間としてではなく物扱いされるのです。そんな話題は人間を相手に話すことではなく，物と話す内容だと思います[1]。

患者が最近の出来事について語るなかで，いきなり患者の信念が明らかになる。「私は人間としてではなく物扱いされる」という信念である。

パーソナリティ障害を対象とするときは，他の精神障害を治療するとき以上に，信念を同定するという作業が重要になる。信念は時間的にも空間的にも複数の状況下で活性化される認知である。

Th：物扱いされるという思いは，これまでにも何回かあったのでしょうね。今回だけでないとしたら，人間として接してくれないという感じをはじめて覚えたのは，いつでしたか？

Pt：小さい頃から家庭で冷遇されてきました。皮膚の色が少し他の家族より黒かったので，召し使いのように扱われてきたのです。
Th：召し使いのような扱いを受けたということに関連して，何か思い出す出来事がありますか？
Pt：夕食時，姉は口をきいてもよかったのに，私は話すことを許してもらえませんでした。
Th：お姉さんは話せたのに，あなたは話すのを禁じられていたことを，あなたはどんなふうに解釈したのですか？
Pt：姉との年齢差を考えました。それから，姉が地域の有名校に転校したとき，皆が姉に注目したので，自分もその学校に入学すれば，きっと周囲の待遇も変わるだろうと考えました。でも，何も変わりませんでした。
Th：あなたが小さい頃から家庭のなかで経験したことは，今あなた自身について考えることや，他人があなたをどうみるかについて今あなたが考えることに，どんなふうに影響していると思いますか？
Pt：私が何を言っても，何をしても，何をやりとげても，私のことや私のあり方や私がすべきことについて，非常に固定した見方をする人がいるものだと思うようになりました。他人の見方について何とかしようとしても無力感を覚えるだけでした。そんな状況から完全に身をひいてしまうしかなかったのです[1]。

患者の信念を扱うにあたって，児童期の体験にまでさかのぼって信念の来歴を問う方法は，うつ病やパニック障害に対する認知療法では一般的には行われなかったことである。もちろん議論はあくまで過去の出来事を患者がどう解釈するかに集中していく。

Th：人間として接してもらえたと感じられ，心地よさを覚えるような出来事はありませんでしたか？
Pt：苦労して親密な人間関係を築き上げたこともありました……でも，私は人を信じることができないのです。少しは人並みに扱ってくれる人もありましたが，それは私を利用しようとしただけで，その人たちは目標を達成すると，私から遠ざかっていきます。裏切られたという感じだけが私には残るのです[1]。

「人は私を物扱いする」という信念以外にも,「人は本当のところは信用ならない」,「人は私を利用するだけであって,結局は私を裏切る」という信念がこの患者には認められる。

Th：一方であなたには他人があなたをみる見方に関して独特な信念があり,一方であなたの不安は最近強まってきているわけですが,あなたの信念とあなたの不安との間にはどんな関連性がありますか？

Pt：私には自分を主張することや,他人とコミュニケーションをとることが非常にむずかしいのです。たとえ私が何かを話したとしても,ただ軽蔑されるだけでした。

Th：少しお話をまとめてみましょう。他人に受け入れてもらうことができないような状況に入っていったとき,あなたは無視され,隅のほうに押しやられ,意見を求められることもない。自分を主張したとしても,人からつらく当たられるだけで,それであなたは不安になる。そんなふうに事態はなっていると考えてよろしいですか？

Pt：他人は私につらく当たるか,私を無視するか,私が何か言っても,言う前よりもみじめな気持ちになるだけです[1]。

方略の来歴

　方略はパーソナリティ障害を特徴づける行動様式である。スキーマ（信念）の場合と同様に,方略の来歴が児童期にまでさかのぼって探究される。その場合,「事実」と「解釈（認知）」の区別が困難になることがある。過去の事実の重みを軽視することは避けなければならないが,同時に「事実」の上に積もる「解釈」という覆いが,患者の極端な感情反応や行動様式に影響している可能性を忘れてはならない。

Th：引きこもることを正当化するような経験がおありだと思うのですが,どんなふうにそれは始まったのですか？

Pt：小さな頃から傷つくことは多かったのですが,私が不快感を示すと,もっと傷つけられるのです。それで,大人になるまでの間たいていは,私を傷つける人たちから離れているようにしてきたのです。母は私のそばにいるのを好みませんでした。母にお尻を平手打ちされたとき,泣き出す私に対し,母は「泣くのをやめないと,もっとおまえが泣きたくなる

ことをするよ」と言いました。夕食のときも話すことを禁じられ，もし少しでも話すと，威嚇するような，嫌な顔をされました。
Th：その頃は言葉だけでなく身体的にも打たれていたというのですね。
Pt：成長期の私はいつも混乱した気持ちをいだいていました。母は，私が話したりやったりしていないことで私を責めるので，何を言っても，何をしても母には同じことなので，母から遠ざかるしかありませんでした。
Th：あなたが何をしようと，お母さんはいつもあなたに敵意を持っていたように思えるのですね。
Pt：学校の成績がみんな「優」でも，母にとってはどうでもよかったようです。よくわからないまま，どこか自分に悪いところがあったのだろう，と思いました[1]。

2. 認知的技法

治療技法の折衷

　認知療法における治療技法は認知的技法と行動的技法に大別される。しかし，技法の折衷は許容されるばかりか，むしろ推奨すべきと思われる。症例の認知的概念化と整合性をもつものであれば，技法の選択が対象の年齢，内省力，問題解決能力に応じてなされるのは当然であろう。
　たとえば，児童期のうつ病に関する症例報告[6]では，認知の同定や修正に描画法が活用されている。他の児童から非難される様子を表現した絵には，「おまえなんか大嫌いだ！」という台詞が吹き出しに書き込まれていて，言語だけでは表現することのできない強いメッセージを知ることができる。
　臨床例ではないが，われわれが報告した適応指導教室に通う中学生への適用[3]では，恋愛を主題とした漫画を「教材」とし，認知療法の用語を適宜理解しやすい形にしてみた。とくに認知の歪みという術語は心の錯覚と表現し直した。小さな工夫ではあるが，正常からの逸脱という印象を緩和する効果があったと思っている。
　また，大学生を対象に箱庭を作成する過程と絡み合わせながら，スキーマの同定や修正を試みた報告[4]もある。認知療法とは一見したところ水と油と思えるような技法を援用することは，認知療法以外の精神療法に親しんできた専門職の知識と経験を生かすことになり，認知療法の外延を広げ，患者の利益に

つながる効果があると確信している。

論理分析

　認知療法で用いられる技法がどれほど折衷的であったとしても，技法が意図するところは非機能的認知の修正に収束する。論理分析（logical analysis）と行動実験（behavioral experiment）も然りである。障害-特異的な非機能的認知を，機能的・適応的な認知に変換するために，どちらの方法も実施される。ただ，両者は方向性を異にしている。論理分析はいわば回顧的（retrospective）に認知を検証するものであり，一方，行動実験は前方視的（prospective）に認知を現実検討の俎上に載せるものである。

　論理分析は，非機能的と仮定された患者の認知に関して，その認知が妥当であることを示す事実（根拠 evidence for）と，その認知の妥当性を疑わせたり，それとは矛盾したりする事実（反証 evidence against）を問うものである。具体的には，「そう考える根拠は何でしょうか？」，「その考えが誤っていることを示す反証はないのでしょうか？」という問いかけになる。あるいは，別の見方（alternative）について問うこともある。「別の見方はできないのでしょうか？」。

　これらはいずれも非常に基本的な問いであるが，パーソナリティ障害の治療でも効果を発揮する。

Th：それでは，あなたの信念についてみていくことにしましょう。それらが現実を適切に反映したものか，それとも少しばかり極端で絶対的なところがあるものかどうか，をです。最初に，「人は私を二流の人間のように扱う」という信念を検討しましょう。その信念が適切であることを示す根拠として，どんなことがありますか？

Pt：いくらでもあります。たとえば，父は私に面と向かって，お前が生きていようが死んでいようが，そんなことはどうだっていい，とよく言います。仕事先でも，去年のことですが，新入社員が私につっかかってきたとき，同僚は何もしてくれませんでした。副主任も「それがどうかしたの？」と，他の女性ならそんなふうに感じたりはしないものだ，と言わんばかりでした。それから彼女は「社内のカウンセリング室に行ったほうがいいわよ」と付け足しました。私の頭が変だ，と思わせようとしたのです。

Th: なるほど，あなたの信念を支持するような経験がいくらかあるわけですね[1]。

　信念を把握することができれば，次にその妥当性について問うというのが，認知療法の基本的な進め方である。信念が長く強固に維持されているのは，それを支持する根拠が多くあると考えられているからで，患者にとってこの問いに答えるのは容易なはずである。信念の誤りは最初は自明ではないので，患者の信念を最初から否定することは避ける必要がある。とりわけパーソナリティ障害の場合，信念を否定することが患者を否定することと同義になりかねない。
　信念の妥当性を問うもうひとつの質問は，信念が現実を的確に反映していないとすれば，それを示す事実は何かと問うものである。

Th: それでは，「人は私を二流の人間のように扱う」というあなたの信念と矛盾するような事柄がありますか？
Pt: これはある点では矛盾するけれども，ある点では信念の正しさを示すことになるかもしれないのですが……。これも私が所属する教会での出来事です。何年か前にニュージーランドに旅行したときのことです。大変思いやりのある男性が近づいてきて，私のことをどう言ったらいいかわからなかったようで，とてもゆっくりと平坦な口調で話すのです。まるで私が理解しやすいように，慎重に話さなければいけないと思っている感じでした。ちょっといらいらして，私はY大学の卒業生だと言いました。とたんに男性は重要人物に話すような態度を取り始めました。
Th: はじめのうちは物扱いされていたのに，あなたの資格を明らかにすると，本当の人間として応対されたというわけですね。
Pt: そのとおりです。でも，そんな対応にはもううんざりです。
Th: では，他に本当の人間としてあなたに応対してくれた人がありますか？
Pt: バイヤース先生はずっと本当の人間として遇してくれました。治療は骨の折れるつらいものでしたが。私はこれまで何年も折々に治療を受けてきました。何人かの治療者との間には不愉快な経験もありました。
Th: バイヤース先生以外には，どうですか，適切にあなたに接してくれた人がいますか？
Pt: シアトルに住んでいる友人がいます。でも，シアトルは遠いので。それに，知り合ったのはごく最近のことですから。たしかに，人間として接して

くれたと思える経験もなくはないのです。でも，レイプ事件の後，何もかも元に戻ってしまいました[1]。

行動実験

認知療法というと，理屈で無理やり相手を説き伏せようとする治療と思われるかもしれない。しかし，それは誤解である。ソクラテスがエレンコスという方法によって繰り返し強調したように，認知療法で取り扱われる認知はすべて，真実ではなく，仮説とみなされる。それは，患者の認知は正しいかもしれないし，間違っているかもしれない，ということを意味するだけではない。治療者の認知にも誤りはあるかもしれない，という意味が含まれる。治療する立場にある者だけが現実を認識していて，患者の認知に代わる合理的解答を持っているということではないのである。患者が示す認知は，しばしば非機能的であるとか不合理であると呼ばれる。しかし，ある手続きを経ない限り，そう断定することは許されない。その手続きとは，実験である。患者の認知はひとまず「仮説」とみなされ，実験による検証を待ってはじめて不適応的・非機能的かどうかが決定される。

認知の再構成には行動実験が欠かせない。とりわけパーソナリティ障害ではそうである。患者の認知に誤りがないとしたとき（あるいは，誤りがある場合），何が起こりうるか予測を立てた後，行動実験を行い，実験の結果と最初の予測とを比較照合するのである。認知すなわち事前に立てた予測が現実的なものかどうかといった仮説の適否を，実験で得られる具体的な経験的事実をもとに検証しようとする。経験主義（empiricism）と呼ばれる所以である。

Th：集団のなかの誰か一人に話しかけるのもむずかしいのですか？ その人が一人のときは話すことができるような相手でも，むずかしくなるのですか？
Pt：そのとおりです。その人とは話せても，その人と他の人との関係がわからないし，私との関係よりも緊密かもわかりませんから。
Th：みんなが共謀しているようでこわいのですか？
Pt：そうです。私との結びつきはもろいものですから。
Th：そんな場合は，「もし誰か親しい一人に私が話しかけると，みんなが共謀して私を傷つけようとする」という予測があるわけですが，少し危険をおかして，実際はどうなのか，ということについて調べてみるこ

ともできるかもしれません。いかがです，途方もないことに思えますか？
Pt：そうですね。でもそうしてみたい気はします。
Th：そうしている自分の姿を思い浮かべることができますか？
Pt：ええ。でも，実際にやってみるのは……[1]。

行動実験を進めるとき，段階的に課題を設定したり，予想される否定的な結果に備えたりすることも必要になる。失敗は合理的反応を試みる好機となる。

Th：何度か心のなかで思い描いてみて，それから少しずつ段階的にやってみることもできるでしょう。集団の場合には，ずっと自分のことを話し続ける必要はないのです。たとえば，ひとつだけ質問をしてみてもいいでしょう。もし質問してもうまくいかなくて不愉快になれば，繰り返さなくともいいのです。別の機会に質問してみて，次は何か話してみるのです。最初はひとつだけ，次にはふたつというふうに，です。一度にひとつずつ段階を上げていくのです。そうするうちに不快感が少なくなってくるでしょう。もしそんなふうにしないで，あまりにも先を急ぎすぎると，どうなるかわかっておられるでしょう？
Pt：ええ，急ぐと失敗しそうに思います。
Th：もしうまくいかないと，落胆してしまうでしょうから。一歩ずつだとうまくいかなくても，ご自分の考えていることについて考えてみることができます。ところで，もしあなたが質問をして，相手が「何て馬鹿げた質問だろう！」と言ったとしたら。そんな場面が想像できますか？
Pt：簡単に。
Th：そんなふうに言われたら，どう対処しますか？ どんな合理的反応を見つけることができますか？
Pt：「その特定の質問に関して，その人がそう言っているだけで，だからといって，私には価値がなくて，何も役に立つことができないというわけではないのだから，もう一度やってみよう」と答えられると思います[1]。

回避を解決するには，試みに少し危険をおかす行動実験も欠かせない。その結果，恐れていたとおりになるのか，それとも別の経験をする機会となるのか，

患者の認知が試されることになる。

Th: 職場で自分の気持ちを表現しやすくするために、これまでどんなことをしてきましたか？
Pt: 認知療法を受けるようになってからは、ある程度は意識的に危険をおかして、人と出合い、自分の気持ちを表現することを心がけてきました。ある場面でできたのなら、他の場面でもできるはずだ、と自分に言い聞かせてきました。
Th: そう言い聞かせるのは、物事を避けようとする否定的な考えが起こったときですか？
Pt: そうです。それで驚いたことがあります。職場では、どうすべきかをきちんと判断している人もなかにはいますが、たとえ正しくないことでも、とにかく何かやっている人もいるのです[1]。

予測と異なる結果は、回避を助長する非機能的認知に対する合理的反応の確信度を高めてくれるだろう。

Th: 相手が信じられないと思ったとき、どんな合理的反応があるか、例を挙げてもらえますか？
Pt: 同僚とのことで思い出すことがあります。その男性とは最初は話すのが大変だったのです。でも、共通の趣味が旅行だったので、そのことから話し始め、今では職場のことも話題にできるようになってきました。
Th: なるほど。
Pt: はじめて彼と会ったときは、話すにも方法がないと思っていました[1]。

3. 行動的技法

社会生活技能訓練

認知療法ではしばしば認知に直接働きかけるだけでなく、社会生活技能の不足や不適切さを補う試みもなされる。とりわけパーソナリティ障害では、認知再構成法（cognitive restructuring）と社会生活技能訓練（social skills training, SST）が一体になった介入が必要になる。

Pt：人種差別的な発言をされたことがあって，大家との関係はよくありませんでした。でも，修理をしてほしいと前から思っていたことが叶えられたのです。修理してもらえて私がどれほど嬉しく思っているか，口では表現できないくらいです。これまでずっと本当にむずかしかったのです。
Th：どんなふうにしたら修理してもらえるようになったのですか？
Pt：私が必要としていることを，一貫して大家に話したのです。それから，話すときにあまり腹を立てないようにしました。私はすぐに腹を立ててしまうものですから。人種差別的なことには触れずに，修理してもらう必要があるという事実に目を向けるようにしました。そうしたら，うまくいったのです。
Th：報われたというわけですか？
Pt：ええ[1]。

　回避を方略とするパーソナリティ障害の場合，不安に直面せずにすむ一方，日常的な対人交流に必要な社会生活技能が不十分になる可能性がある。
　この患者の場合，立腹しやすく攻撃的な人間だと，自分で自分に憤慨することも多かった。大家との交渉が成功したのには，偶然ではなく，患者が治療で獲得した新たな技能が関与していた。首尾一貫して，怒らずに冷静に自分の希望を訴えたことが役立ったのである。長く続けてきた社会生活技能訓練の成果であった。

4．ホームワーク

　わが国の一般的な外来診療の枠内で毎週およそ1時間を認知療法のセッションに当てることは現実的ではない。もっとも患者の全生活時間から考えると，週1時間を確保できたとしてもあまりにも短い。セッションとセッションをつなぐものが必要になる。それがホームワークである。認知療法にホームワークは不可欠である。
　セッションは日常の問題の特定と解決が反復される学習の場である。セッション内で新たに獲得されたり再学習されたりした合理的反応は，論理的次元での妥当性をもつにすぎない。セッション外での試行を通して，合理的反応がど

の程度まで現実に適応する機能的認知であるかが検証されることが重要である。行動課題の遂行を介して非機能的認知を検討する行動実験も，ホームワークとして実施される。

　信念に対する反証を探すこともホームワークとなりうる。認知療法では歪んだ認知とか非機能的認知という表現がよく使われる。しかし，認知療法は患者の考える力を否定するどころか，むしろ健康な思考力を信頼する治療法と言える。課題について考えをめぐらす過程で解決の糸口はみえてくるはずである。セッション中には気づかれなかった反証も，時間をかけることで発見しやすくなるだろう。

> Th：次回の面接までにいくつか調べてきていただきたいことがあります。ひとつは，召し使いのように人は私をみているというあなたの信念を支持しない根拠がないかです。それから，人は信用できないという信念と，私が大切に思っている人たちは私を低くみていて信頼できないという信念についても，反証がないかどうか調べてきてください。
> Pt：やってみます。でも，最後のはむずかしそうです。私は人がこわいので。
> Th：無理に危険なことを試してみる必要はありません。ただ毎日の生活のなかでどんなことが起こっているかをみてほしいのです。反証と呼べるものが見つかるかもしれません。たいていの場合，敬意をもって接してくれる人がいるはずです。もちろん，そうではない人たちもいるでしょう。しかし，そんな人たちはどうでもよい場合が多いのです。とにかく確かめてみましょう[1]。

　ホームワークには，日常活動表や思考記録表によるセルフ・モニタリングも含まれる。セッション中のロールプレイによって学習した対人関係技能も，ホームワークによって定着することになる。

　ホームワークの課題はセッションで取り組まれた事柄と関連することが重要である。どのようなホームワークが提案されたとしても，ホームワークは必ず次のセッションで復習されなければならない。信念を支持する根拠，支持しない根拠について調べる場合も同様である。

> Th：ノートを持ってきておられるようですが，それは前回話し合った信念の反証と関係したものですか？　どんなことが書けましたか？

Pt：人は私を二流扱いしていないことを支持する根拠ですが，幸い，いくつかありました。ペギーとカリーとジムととてもよい関係がもてました。大変でしたけれど，でも喜んでいます。
Th：その人たちとの関係は，あなたを二流扱いするという信念とは矛盾するというわけですね。
Pt：そうです。
Th：それがひとつめで，それから？
Pt：人はある程度は信用できることの根拠ですが，ボランティア団体の募金活動に関わりました。大勢がいっしょに活動して，大変でしたが，よい経験でした。
Th：人は信じられるという考えを強めてくれる出来事があったのですか？
Pt：私も仕事を割り当てられました。それは他の人がやった後でないとできない仕事で，それぞれが割り当てられた分をやりとげる必要があるけれども，皆がそうしてくれる確信が私にはありませんでした。でも，実際にやってくれたのです。皆が協力している姿を目の当たりにできました。
Th：そうするとあなたの経験は，人は信用できないという考えが誤っていることを示すものだったのですね。
Pt：そうです[1]。

5．フィードバック

1回ごとの面接の終わりに，治療者はセッションについて患者の意見を求める。適切なフィードバックによって，共同的治療関係を保ち，患者の治療への関与を促進できる。さらに，パーソナリティ障害患者に生じがちな治療と治療者への否定的認知をとらえることも可能となる。

Th：今日のセッションで何かあなたの気持ちを動揺させるようなことはなかったですか？
Pt：二流の市民扱いをされるように感じる，という今日のまとめを聞いていて，とても息苦しくなりました。
Th：あなたの苦痛なところに触れる話題だったということですか？
Pt：そうです。認知療法センターに来て，たくさんのことを学びました。考

えていることに留意し，もし考えが適切なら，考えるとおりに進み，もし考えが不適切なら，それを変更して前進する，といったことです。
Th：おっしゃるとおりです。
Pt：でも，認知療法では，「私をどうするか」ということが中心です。私の人生のジレンマは「他人をどうするか」なのです。
Th：たしかにあなたは心のなかではご自分と他人とは同等だと思っておられる。ところが，人があなたを低くみているという考えに取り組むのが，あなたにはむずかしい。
Pt：そうです。
Th：だからこそ根拠を調べる意味があると思いませんか？
Pt：そうするつもりです。でも，半信半疑のところがあります。
Th：わかりました。それについてこれからも取り組んでいきましょう。……今日話し合ったことについてどう感じましたか？
Pt：話し始めたら，緊張して震え出しました。
Th：なるほど。
Pt：ひどくこたえることを言われるのではないか，そう思うと，恐ろしくなりました。
Th：言い換えると，ご自分がとてももろい存在に思える，ということでしょうか？　傷つきやすさは重要な事柄です。次回のセッションで取り上げることにしましょうか？
Pt：わかりました[1]。

6. 治療者に対する感情反応や非機能的認知

　治療関係に関わる認知を取り上げることはパーソナリティ障害の認知療法の特徴と言える。共同的経験主義という言葉で表現されるように，患者と治療者は患者の内なる問題解決のために協力し合う共同作業者である。ところが，パーソナリティ障害を対象とするとき，解決すべき問題はいわば患者と治療者の間に存在することになり，治療者は生身をもった他者の一人として患者の前に立つことになる。

Th：私と話すときでも，緊張して身構えてしまいますか？　私と話すときに，

あなたの心をよぎるのはどんな考えですか？
Pt：急に態度を変えるのではないかと思ってしまいます。もしそうなったら、安心していた後なので、その変化にまったく対応できそうもありません。
Th：援助が得られるはずのこの場にいても、あなたはとてもびくびくしている。そうなのですか？
Pt：そのとおりです。
Th：私が最初のうちは親切そうにみえても、それは策略で、結局あなたは不利な立場に陥れられる、そうあなたは考えるのですね。
Pt：そうです[1]。

不安は最悪の事態の予測と関連する。「大変なことが起こりそうだが、私はそれに対処できそうもない」というように、危険や脅威の誇大視（magnification）と、対処能力や資源の微小視（minimization）から、不安の認知は構成される。

Th：私の策略にはめられたとしたら、どんなふうになると想像するのですか？
Pt：最悪の場合、私に向かって怒鳴り出すだろうと思います。
Th：あなたを怒鳴る理由が私にありますか？
Pt：ふっとこんな思いが浮かぶのです。もし私が何か小賢しい口のきき方とかをしたら、きっと分を弁えさせようと、あなたは怒鳴りたくなるでしょう。
Th：賢そうな物言いが私への挑戦になる、少なくとも私がそれを挑戦と受け取ると。そして、私と同じ位置に立とうとするあなたに卑屈な思いをさせようとする。
Pt：そのとおりです。
Th：分を弁えさせようとして私が怒鳴り出すという考えは、人は私を物扱いするという信念と合致しますか？
Pt：そう思います。
Th：今ここでは、分を弁えさせようとして私が怒鳴り出すという考えをどのくらい確信していますか？ 率直に言って、いかがですか？
Pt：そんなことはないと言いたいのですが、少しはそう思っています。
Th：10段階の尺度で言えば、どのくらいになりますか？
Pt：5点くらいです[1]。

もちろん，患者に対する治療者の感情反応や非機能的認知について検討することが，必要になる場合もあろう。自殺の可能性がある患者や怒りをあらわにする患者，順調に進展しない治療に直面したときに治療者が経験する感情や認知は，すでに詳細に論じられている[5]。治療者のための認知療法は，パーソナリティ障害を対象とするとき，さらに必要性が高まるだろう。

文　献

1) Beck, A. T. (1990)：Cognitive Therapy of an Avoidant Personality (Parts 1 and 2). Guilford Publications, New York
2) 井上和臣 (2005)：認知行動療法の実際　パーソナリティ障害．こころの科学 121, 98-101
3) 久保田耕平，井上和臣 (2003)：不登校の中学生に対する認知療法理論に基づく心理教育．井上和臣編　認知療法ケースブック（こころの臨床 à・la・carte 22（増刊号 2））．星和書店，東京，151-158
4) 大前玲子 (2007)：箱庭療法における認知 - 物語アプローチの導入．心理臨床学研究 25(3), 336-345（大前玲子 (2010)：箱庭による認知物語療法——自分で読み解くイメージ表現．誠信書房，東京）
5) Persons, J. B. (1989)：Cognitive Therapy in Practice: A Case Formulation Approach. W. W. Norton & Company, New York．大野裕監訳 (1993)：実践的認知療法——事例定式化アプローチ．金剛出版，東京
6) Reinecke, M. A. (1992)：Childhood Depression. In, Comprehensive Casebook of Cognitive Therapy (eds. Freeman, A. & Dattilio, F. M.). Plenum Press, New York, 147-158

第3章

鑑別治療学

1. 無治療の選択

　精神医学における鑑別診断学として，たとえば，DSM-IV-TR[1]では，幻覚，妄想などの精神病症状を呈した場合や，抑うつや爽快といった気分の異常が前景にある場合等，複数の精神状態像別に鑑別診断が図解されている。また，それぞれの精神障害に関する記述の末尾には，鑑別診断の項が立てられている。
　しかし，精神医学的治療の選択に関わる鑑別治療学（differential therapeutics）が議論されることは少ない。20年以上前，Frances, A. らは精神科臨床における精神療法の選択について，治療の場，治療の形態，治療学派，治療の期間と頻度，治療の併用という観点から論じている[2]。興味深いことに，彼らは「無治療の選択」の1章を設けている。
　無治療が選択されるのは，(1) 陰性の効果があって有害である場合，(2) 効果がなくて無益である場合，(3) すでに自然治癒に向かっている場合という相対的適応に加え，(4) 無治療の勧告が特異的な治療的介入として使用される場合である。
　陰性反応のおそれがある患者には，自虐的・自己愛的・対立的患者など強度の陰性治療反応を起こしやすい患者，訴訟がらみ・補償要求・廃疾認定の正当化を目的とする患者と並んで，治療の失敗歴をもつ境界例患者が含まれる。
　例示されている症例に対する治療は，治療の場，形態，治療技法，頻度にかかわらず，生活の混乱を解決するどころか増大させるばかりであった。10年にわたる治療と5回の入院の後，無治療が慎重に患者に提案され，了承した患者は自分で考えて最善と思える生活を送ることになった。2年半後，彼女は秘書として働き続けていた。
　一方，境界例患者に対して無治療を勧めない例外的な場合として，(1) 短期

治療が可能であるような限局された問題をもつ患者，(2) 生命が直接的な危険にさらされており，あるいは社会的に問題があって，リスクがいかに大きくとも治療する価値がある患者，(3) 専門家による治療を生まれてはじめて受ける患者，(4) 加齢によって衝動性や破壊性が減弱している患者が提示されている。

「無治療の選択」の章をまとめるにあたって，Francesらは，精神科治療に導入することは重大な決断であり，治療者は「有害でないことが第一（"Primum non nocere"）」という原則に従う義務があるとしている。

2. 精神療法の併用

精神科鑑別治療学[2]では，治療学派として，洞察的（exploratory），指示的（directive），体験的（experiential）な療法が区別されている。洞察的療法は精神分析，力動的精神療法，問題重点療法などを含み，内的葛藤に関する「理解」を促すことに特徴がある。指示的療法には系統的脱感作法，正の強化，問題解決法などがあり，不適応的「行動」を変化させ適応的「行動」を増加させることが図られる。体験的療法としてはクライアント中心療法，ゲシュタルト療法，心理劇などがあり，いずれも「情動」が重視され，治療的出合いを体験し自己実現に向かうことが目標となる。

認知療法は洞察的ではあるが，精神分析理論とは異なった治療である。認知療法の意図は，不適応的な感情や行動を引き起こしている認知を明らかにし，それを変化させることにある。この種の洞察は一部精神分析的な治療者によって作り出されたものである。しかし，認知療法の技法は非常に指示的であり，学習理論や行動療法理論の影響を強く受けている。そのため，精神科鑑別治療学において認知療法は洞察と指示の境界にまたがっていると考えられている。

通常，患者に適した精神療法の選択は，あれかこれか，というように二者択一的になされる。しかし，Francesらの提示する症例は，一方の治療を先行させた後もう一方の治療をこれに追加していく形の，複数の精神療法の順を追っての併用（直列的アプローチ sequential approach）の必要性を示している。

症例のDSM-III診断は，第I軸がパニック発作を伴う広場恐怖，第II軸が回避性および依存性パーソナリティ障害であった。患者は自分の異常な児童期体験が性格形成に与えた影響に関心があり，精神分析を受けることに意味を見いだしていた。しかし，治療選択のための診断面接を行った精神科コンサルタ

ントは，さまざまな治療法の利益と不利益をそれぞれ検討し，段階的な現実曝露法を選んだ。患者は著名な行動療法の専門家に紹介された。ところが，治療に入る前に，その治療者の「粗野で冷淡な」態度にいらだち，患者は診察室を出てしまった。彼女の印象は世間の評判と一致しなかったが，コンサルタントは患者の希望を入れ，別の治療者による行動療法が計画された。しかし，この治療者も「煮え切らない」と酷評された。再度の診断面接でコンサルタントへの性的愛着が明らかになった。結局，患者は最初の行動療法家のもとで段階的な現実場面への曝露を開始した。3カ月後，20回の治療により，パニック発作と広場恐怖は改善した。

初診から2年目，患者は再び受診し，夫との離婚と別の男性との再婚を考えていると，コンサルタントの「許可」を求めた。評判の高い精神分析医を紹介された患者は，その後，伝統的な精神分析を受けることになった。4年後，結婚生活は維持され，患者は精神分析を継続していた。

治療学派に関する1章を要約して，Francesらはこう結論している。「もしこの患者が行動療法の研究対象となったら劇的な改善をしたと考えられるだろう。しかし，不安なくエレベーターに乗ることができるといった，測定された因子は，体験療法や洞察療法からしか生じないような，多少とも微妙で測定しがたい自己評価の変化に比べると，その重要性ははるかに少ないかもしれない」。

蛇足にはなるが，この患者に認知療法を選択した場合の利益・不利益分析では，利益として，(1) 患者は自分の考えが「狂っている」ことを理解しているので，系統的な認知的技法によって，恐怖が不合理なものであるという認識を強めることができるだろう，(2) 努力を伴う教育的な技法は，人生に対する患者の「学究的な」態度に訴えるところがあるかもしれない，という2点が挙がった。一方，不利益としては，(1) 認知療法家の言葉を，問題に直面させる処罰的なものと受け取らないであろうか，(2) あまりにも恐怖が強く，治療を始めることすらできないのではないだろうか，(3) 治療に参加できなかったことが，敗北感をもたらさないだろうか，の3点が指摘され，結果として認知療法が選択されることはなかった。

文　献

1) Alford, B. A. & Beck, A. T. (1997)：The Integrative Power of Cognitive Therapy.

Guilford Press, New York
2) Frances, A., Clarkin, J. & Perry, S. (1984) : Differential Therapeutics in Psychiatry: The Art and Science of Treatment Selection. Brunner/Mazel, New York. 高石昇監訳 (1989)：精神科鑑別治療学——理論と実際. 星和書店, 東京

第Ⅱ部

各　論

第4章

情緒不安定性パーソナリティ障害で認知行動療法が有効であった一症例

1. はじめに

　情緒不安定性パーソナリティ障害（本稿では境界性パーソナリティ障害 borderline personality disorder と呼ぶ：以下 BPD）は，数あるパーソナリティ障害の中で最も注目度の高いものの一つで，精神科医や臨床心理士が対応に力を注ぎ苦心惨憺してきた対象といえるだろう。BPD の研究は 20 世紀前半から連綿と進められてきたが，従来研究の主な牽引役になってきたのは精神分析であった。精神分析は BPD の病態を理解し精神療法を行う際に欠かせない様々な概念や視座を提案して，BPD の臨床研究に貢献してきた。その成果の説得力や有用性は高く，日頃精神分析を信奉していない一般の精神科医も，精神分析による諸概念やキーワードを意識しながら診療に臨んできたのが実態であろう。ちなみに精神分析以外の BPD の臨床研究としては，①薬物療法，②精神分析以外の立場からの病態・精神療法に関する実践報告（例：宮内[7]の生活臨床に基づく自己啓発型統合失調症の研究）などがあった。

　こうした状況が，90 年代以降大きく変化した。BPD の認知行動療法（cognitive-behavioral therapy, CBT）が登場して脚光を浴び，認知行動療法が BPD でも有用性を発揮しうるのではないかという期待が生じた。その代表選手が Linehan の弁証法的行動療法であり，独自の病態理解と具体的な接近法を詳述し，有効性を示すエビデンスも報告している。他にスキーマ療法などもあり，関連の書籍が邦訳されて実践が始まっている。しかるに，特に弁証法的行動療法の実施には夥しい時間とエネルギーを要するため，我々一般の臨床医がそのまま導入して実践するのは難しいという問題がある。

こうした中，筆者[2]もBPDの認知行動療法を意識しながら試行錯誤を行ってきた。筆者の方針・立場を述べるとすると，次のようになるであろうか。①BPDを特別扱いせず，通常の日常診療の枠組みで対応する。②治療開始時にBPDの心理教育を当事者・家族に行い，早めに病態・治療の全体像をもってもらい共通認識とする。③BPD患者の自己，他者，人間関係，生活上の課題などに関する認知・行動を必要に応じてとりあげ，認知行動療法を通して変容を促す作業を行って改善・安定化の一助とする。

本稿では，以上のような姿勢で筆者が外来治療を担当してきたBPD症例を供覧する。患者の個人情報保護のため，経過の一部を変更して記載してあることをお断りする。

2. 症　例

20代，女性

既往歴，家族歴

特記すべきことなし。

生育歴

2人兄妹の第2子，長女として出生。父親はサラリーマン，母親はパート職に従事。父親は厳しく強圧的なところがあり，大酒家で酩酊時に暴言・暴力がみられた。結婚当初から，両親の仲が悪くいさかいが絶えなかった。本人が幼稚園に通っていた際に，1年ほど母子で母方の実家に逃れた時期がある。本人が高校3年の時に，離婚となった。

一方，母親も情動が不安定で，些細なきっかけで立腹して激しい行動をとることがあった。例えば，小学生だった本人がカーネーションをプレゼントした際に，患者のちょっとした発言で腹を立ててカーネーションを引きちぎることがあった。また，母親の干渉的で支配的な態度も目立った。母親は，「いつも愛情をもって接してあげている」ことを理由に，患者に従順な態度を要求した。このような母親の言い分を本人は受け入れ，「母親に逆らう自分は，悪くおかしい」と考えて，自分を抑えて母親に従う生活を送ってきた。中学2年生の時に，学校でいじめがあり半年間不登校となったことがある。

現病歴

高校2年生の時，1年ほど摂食障害（過食と自己誘発性嘔吐）を呈した。こ

の頃から，慢性的な空虚感と抑うつ気分，自責感，リストカットなどの自傷行為がみられるようになった。一方，周囲との軋轢が生じた際などに，急に暴言を吐くなどの行動化もみられるようになった。

高卒後に入学した専門学校在学中に，ストーカーの被害に遭い警察に相談した。その際に，「ストーカーより，実は親のほうが悪質。うちの環境はやばい」と感じて，X年（19歳）A病院精神科を受診。「BPD，抑うつ状態」の診断で外来治療が始まった。その後，B精神科クリニック，C大学病院精神科，D病院精神科に通院した。

X＋2年春，就職。上司が本人の仕事ぶりや人格を否定する発言を繰り返し，別のスタッフから性的ないやがらせも受けるハラスメントに遭った。X＋2年暮頃より，「もうろう状態となって自傷行為を行うが，後で覚えていない」体験が出現。D病院で頭部CT・脳波などの検査を受けたが異常は認められず，解離性健忘が疑われた。D病院精神科の主治医から認知行動療法をすすめられ，X＋3年春に筆者の外来を受診した。ちなみに初診時に患者自身は認知行動療法に関する知識を持っておらず，もっぱらD病院の主治医のすすめに従って来院したとのことであった。

3. 初診時に行った心理教育と介入
——解離症状への対応——

初診時に患者の病態理解を尋ねたところ，「うつ病と聞いており，そう思っている」とのことであった（**扱った認知1**）。そこで，初めにBPDの心理教育を行った。BPDの悪循環の図（**図1**）[1]を供覧しながら，BPDのうつ状態でみられる病態とそこから抜け出すプロセス，典型的なうつ病との違いについて次のように説明した。

- 背景にある3つの基本的な問題として，「自己評価が低く不安定」「自分の資質を活かして，充実感や喜びを感じられる生活の場が少ない」「一緒にいて，楽しめたりくつろげる仲間が少ない」が存在することが多い。
- この問題の周りで，BPDのうつ状態の悪循環が生じがち。悪循環とは，「3つの基本問題から，空しさ，落ち込み，不安，あせりが生まれる」（感情）→「人間関係では，過敏さ，傷つきやすさ，萎縮，こころのバランスをと

若い人の落ち込みでよくみられる悪循環

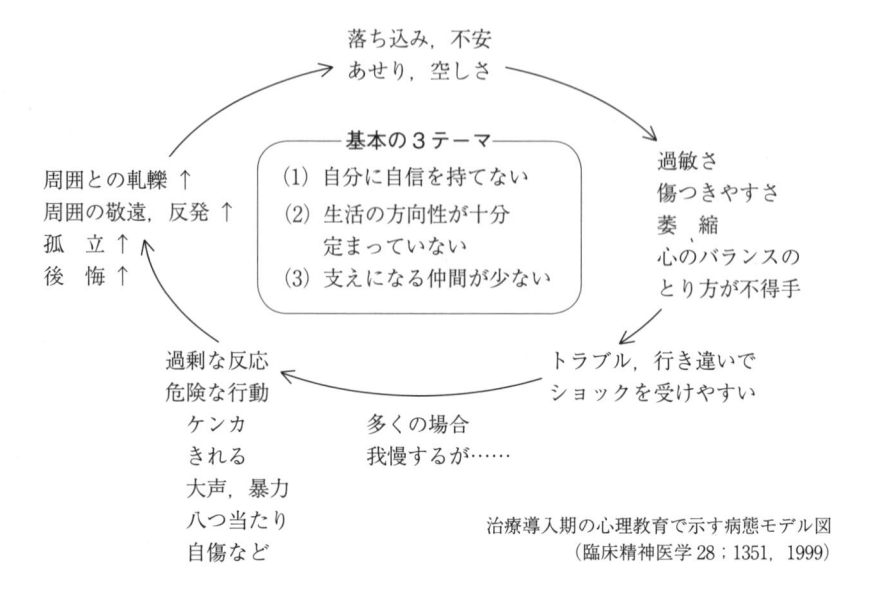

```
                  落ち込み，不安
                  あせり，空しさ
                                              過敏さ
周囲との軋轢↑     ┌─基本の3テーマ─┐         傷つきやすさ
周囲の敬遠，反発↑ │(1) 自分に自信を持てない│   萎縮
孤 立↑          │(2) 生活の方向性が十分 │   心のバランスの
後 悔↑          │    定まっていない    │   とり方が不得手
                 │(3) 支えになる仲間が少ない│
                 └──────────┘
過剰な反応                                    トラブル，行き違いで
危険な行動                                    ショックを受けやすい
  ケンカ         多くの場合
  きれる         我慢するが……
  大声，暴力
  八つ当たり                     治療導入期の心理教育で示す病態モデル図
  自傷など                              (臨床精神医学 28：1351，1999)
```

図1 境界性パーソナリティ障害の心理教育——病態モデル図を用いた説明

るのが不得手，などがみられる」→「トラブルや行き違いで，極端な受け止め方をしやすい（例：見放された，全否定された）」→「自傷行為，暴言・暴力などの激しい行動をとることがある」（行動化）→「周囲との衝突，孤立，生活が狭くなる，本人も後悔する」（行動化による直接の悪影響）→「いっそう，当初からある感情（空しさ，落ち込み，不安，あせり）が増し，背景の3つの問題もますます顕著になる」（行動化がもたらすさらなる悪影響）。
・治療では，まずは外側の悪循環の進展を抑えることが大切。行動化が悪循環を進めるため，トラブルや行き違いの際の受け止め方（認知）を工夫して，行動化を避けて違うやり方で乗り越える練習が重要。
・悪循環が進むのを避けながら，基本のテーマである「自己評価」「生活の場」「仲間」の問題を変えられると，BPDから抜け出すチャンスが生まれる。
・典型的なうつ病は，「3つの基本問題」や「行動化」はない人が「生活の変化，過剰適応，大きなストレス」などでダウンする際に生じることが多く，「休養とクスリ，元の生活に復帰する際の工夫」で治る。一方，「休養とクスリ」

だけで「BPDの悪循環から抜け出す」ことや「3つの基本問題が変わる」のを期待するのは無理というもの。典型的なうつ病とは，病態も治療法も大分違う。

患者の理解は良好で，「これ，自分も当てはまります。こういうことなんですねえ」と感想を述べた（**認知の変化1**）。

次に，当面の治療のターゲットとなる解離症状に関する心理教育に移った。筆者[4]が解離の心理教育で重視しているキーワード「逃げ場」を用いて，「解離は生活している中で逃げ場がない時に起きやすいけれど，あなたの場合はどうですか？」と尋ねた。すると，職場の上司・同僚のパワー／セクシャルハラスメントの内実が語られた。そこで，どうしたらハラスメントからの「逃げ場」を作れそうか話し合った。その中で患者は，「できたら仕事を休みたいが，逃げるのは卑怯だし親から怒られそうで怖いので休めない」と述べた（**扱った認知2**）。そこで，「ハラスメントからいったん逃げて自分を守るのは，卑怯ではなく立派な対処法。三十六計逃げるにしかず，ともいうでしょ。休むための診断書を用意できるし，必要ならば親御さんに説明します」と話して理解を得た（**認知の変化2**）。その場で診断書を書いて休みに入り，間もなく解離症状はみられなくなった。

4. 認知行動療法の展開
―― 扱ったテーマと生じた変化 ――

以降の経緯を，面接で扱った主なテーマごとに記してゆく。ちなみに，実際には面接の様々な局面で各テーマが語られており，取り上げた時期はオーバーラップしているが，本稿では便宜上現れた順に記させていただく。

4-1：楽しめること・気持ちがよいこと探し，失敗恐怖の変化

病休に入って解離症状は消褪したものの，憂うつ気分が継続的にみられ閉居しがちな生活が続いた。筆者が，養生[6]では気持ちのよいことを探してレパートリーを増やす作業が重要と伝えたが，「気持ちのよいこと，楽しめることが全然ない」との返答であった。本人の話を聞いたところ，職場のことで悩み続けている他に，次のような本人の考え方も影響していると判明した。

- 病気で仕事を休んでいる身であり，親にも心配をかけているのだから楽しんではいけない（**扱った認知3**）。
- 何か始めて失敗してしまうのが，すごく怖い。昔から，失敗するとちょっとしたことでもひどくうろたえる。取り返しのつかないことをした，合わせる顔がない，死んで詫びなくてはいけない，と感じる。錐でグザグザ切り込まれるような感覚。自分を傷つけたくなる。それで，新しいことをなかなか始められない（**扱った認知4**）。

まず，「病気で仕事を休んでいる身であり，親にも心配をかけているのだから楽しんではいけない」（**扱った認知3**）に対して，「屈託した気持ちを抱えてじっとしていても，なかなか気分・体調はよくならない。基本問題の一つにあったように，自分の資質を活かして楽しんだり充実感を体験できるような場を探すことが大切」と伝えた。話し合いを続ける中で本人の同意が得られて，「解離症状が出るくらい職場でつらい思いをして苦労してきたのだから，状態をよくするために楽しんでみよう」という共通認識を持つに至った（**認知の変化3**）。

失敗恐怖に関しては（**扱った認知4**），「失敗しない人はいない。イチローでも，三振するしエラーもする。失敗するな，というのは無理」「試行錯誤に失敗はつきものだし，失敗から学べることも多い。失敗を怖がって手を出さないでいると，ますます失敗が怖くなりがち」「物は試しの精神で，いろいろ実験してみよう」と話して，徐々に失敗アレルギーが弱まった（**認知の変化4**）。

このテーマに関連して，当時本人が書いた思考記録を3つ紹介する。

- **思考記録1**
  状　　況：気持ちのいいこと，楽しいことが見つからない。
  自動思考：つくづく自分は駄目な人間だと感じる。
  適応的思考：本当は何をやりたいのだろう，何が楽しいのだろう，とじっくり考えていけばよい。これまで，親の行動原理に合わないものを排除して，自分を殺して生きてきたことの反映でもあるのだろう。ばたばた焦らず，何が見つかるのか楽しみにしてみよう。
- **思考記録2**
  状　　況：ヨガの教室に行ってみたいが躊躇してしまう。
  自動思考：行っても，ものにならないかもしれない。失敗は許されない。失

敗すると破滅が待っている。
適応的思考:「物は試し」「何事も実験」と考えると,気持ちが楽になる。「まあ,いいか」「余程のことでなければ,ミスもOK」でよいだろう。ヨガに限らず,興味を持ったことにもっと気楽に手を出してみよう。

・**思考記録3**
状　　況:疲れていて,ヨガの教室に行くのが億劫。
自動思考:こう疲れていては,ヨガもうまくいかないだろう。
適応的思考:疲れているからこそ,ヨガに行って自分を甘やかせてみようと思ってみた。なんとか出かけてヨガをしながら,表面は冷静だが身体の奥で自分が号泣していると感じた。号泣は,子どもの頃の私の声なのかなと思った。

こうして,少しずつ「ヨガ,植物栽培,写真(特に,里山や廃墟の撮影),パワースポットめぐり」などを楽しめるようになった。またこの頃,ホロコーストや虐待を扱った小説やノンフィクションを耽読して,「魂が触れ合うような,何とも言えない感じです」と感想を述べた。なお,先に示した思考記録にも垣間見えるように,「気持ちのいいこと,楽しいこと探し」の過程で,親との葛藤が語られるようになった。例えば,次のような内容である。

・元来楽しめなかった背景には,自分が楽しいと親がいやな感じを持つこともあったと思う。自分が楽しく帰ってくると,親が不機嫌になる。天罰という感じ。「きたない」という目で見られて,いたたまれなくなる。
・自分の趣味と親の趣味や価値観が違うので,自分の楽しみを認められなかった面がある。

ここから,親との葛藤の歴史を語り,親との関係を整理・修正する作業が始まった。

4-2:親との関係を整理・修正する作業の開始
患者は母親との葛藤について,次のように語った。

・これまで,ずっと母親に支配されて生きてきた。母は,私が完全降伏しないとOKしない。いつも上下関係を確認してくる。「自分の都合とお母さ

んのどっちが大事なの？」「愛情をもって接しているのに，なぜ？」と言って，迫ってくることもある。
- 母親は，私が何かしようとすると妨害する。翻意するまでネチネチやってくる。そして断念すると，「なんでそうしたの？」という。

一方で母親は，「私はいつも愛情をもって接している」と述べ，自分を正当化してきた。そこでこれらを面接で扱い，「こころの中で，そっとお母さんに言えそうなことはない？」と検討するなどして，少しずつ変化が生じた。

- 「自分の都合とお母さんのどっちが大事なの？」という母の言い分に対して，「お母さんをないがしろにしようとする自分がおかしい」と感じてきた（**扱った認知5**）→「自分の都合も母の都合も，どちらも大事。そう感じるのが普通」（**認知の変化5**）
- 「愛情をもって接しているのに，なぜ？」という母の発言を正しいと感じてきた（**扱った認知6**）→「愛情があれば相手は従うべき，というのは少々おかしいのではないか。相手の気持ちや事情を大事に考えて振舞うのが，愛情の一般的な形だろう。相手を支配しようとするのは，愛情というより執着という言葉がふさわしいかもしれない」（**認知の変化6**）

この時期に，本人は次の思考記録を書いた。

- **思考記録4**
  状　　況：自分の意図に反して，母が「〜したらいいのに」と繰り返し言う。
  自動思考：母の意図がわからない。怖くてパニックになる。
  適応的思考：自分を支配しようとする，母のいつもの手口だ。自分が嫌なことは，はっきり言ってよいだろう。

こうして，少しずつ「母親の言い分を聞き流せる」「自分の考えの正当性を感じて，それを表現できる」などの変化が生じた。当然のことながら，このプロセスには相当な日時を要し，行きつ戻りつの経過であった。親との葛藤の整理については，「4-6：自活，親との関係の変化」で後述する。

4-3：「距離をとりにくい」「断れない」「自己主張しにくい」特徴の変化

前節で紹介した「親との関係を整理・修正する作業」を行う中で，「距離をとりにくい」「断れない」「自己主張しにくい」などの一般的な対人関係の特徴が浮上してきた。このテーマについて，患者が述べた内容を紹介する。

- 「距離をとる」とか「断る」のが怖くてできない。そんなことをすると，相手から拒絶されるという感覚がある。これも，親との歴史が影響しているのだろう。親の愛情を捨てることにつながるから。
- 「相手の世話になる」「物をもらう」と，「相手の言うことを聞かないといけない」と考えがち。それで，悪意のある人に利用されて無理を強要されることもあった。困っていても自己主張できない。
- 以前のストーカーの被害や今回のハラスメントの背景にも，これがあったのかもしれない。

このテーマを話し合う中で，次のような変化が生じた。

- 「距離をとる」「断る」「自己主張する」ことが怖い（**扱った認知7**）→「距離をとる」「断る」「自己主張する」ことは，自分を守るために必要なスキル。ストーカー，ハラスメント，母親のようなタイプの人から身を守るために不可欠（**認知の変化7**）。
- 「相手の世話になる」「相手から物をもらう」と，「相手の言うことを聞かないといけない」と考えがち（**扱った認知8**）→「世話になる」「物をもらう」ことがあっても，「相手の言うことを聞かないといけない」とはならない。この考え方を変えないと，悪意ある相手に翻弄されてしまう（**認知の変化8**）。

こうして，徐々に「距離をとる」「断る」「自己主張する」ことが可能になった。

4-4：低い自己評価とその変化

ここまでの変化が生じた後も，しばしば否定的な自己評価が顔を出して不安定になることがあった。そのような際の，本人の述懐を紹介する。

- 時々，「自分が死ぬほどいや」という感じが強くなる。自分の悪いところ

ばかりが，みえてくる。自分はバカ，アホ，変人。自分が小学生なみと感じられて，「死んだほうがまし」と思う。
・自分のことを一番許せていない。自分のことを大事に思っていない。
・自分を信用してこなかったし，今でも根本的に変わっていない。
・完璧でない自分，ちょっと欠けている不十分な自分が許せない。ずっと，自分の不十分さを恐れてきた。

面接を進める中で，こうした「否定的な自己認識」(**扱った認知9**)に対して，「言い分もわかるけど，でもね……」ととりなせる「冷静な自分」(＝適応的思考を考えられる自分，自らの弁護団：**図2**)を育てる必要性について話し合った。そうした中，本人が書いてきた思考記録を紹介する。

・思考記録5
　状　　況：復職せずに，ぶらぶら暮らしている。
　自動思考：怠けている自分には，存在理由などない。
　適応的思考：就活など，自分なりに頑張っている。存在理由がないというのは，言いすぎだろう。うまくいっていない自分に一々駄目出しをしていては，何をやってもうまくいかない。自分を弁護できる自分を育てる必要がある。

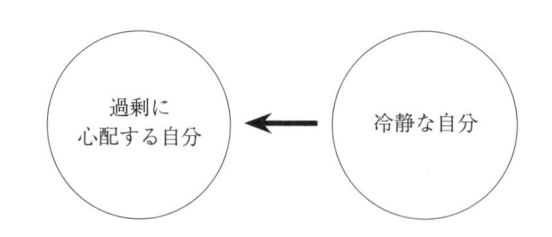

　　　　　　過剰に　　　←　　　冷静な自分
　　　　　　心配する自分

　　　　　　①過剰に心配する自分＝自動思考
　　　　＊他に「自分にダメ出しする自分」「我慢しすぎる自分」なども

　　　　　　②冷静な自分＝適応的・合理的思考
　　　　＊心配性で煮詰まりがちな自分に対して，「わかるけど，でもね
　　　　　……」となだめて，とりなせる自分を育てる必要性

図2　「適応的思考」と「冷静な自分」の関係――「冷静な自分」を育成するプロセス

・思考記録6
　状　　況：友人と会った際に，会社で頑張っている話を聞いた。
　自動思考：彼女は社会で活躍しているが，自分は仕事ができていない。自分にはいいところがまったくない。
　適応的思考：最近試しに短期間やってみたバイト先では，自分のことを評価してくれ「また来てね」と言ってくれた。ヨガの仲間も自分を歓迎してくれ，ほめてくれることもある。いいところがまったくない，というのは言いすぎ。事実と違うだろう。

・思考記録7
　状　　況：自分の不注意で，約束を果たせなかった。
　自動思考：自分はミスをして，人をいらいらさせてしまう存在。結局どこでも孤立してしまい，集団になじめない。こんな自分は人間失格だ。
　適応的思考：相手に事情を話して謝り，許してもらった。だいたい，すべての場面でミスをしない人などいないだろう。致命的でなければ，ミスも大抵は許されるもの。これから気をつければよい。

・思考記録8
　状　　況：知人と会った後，強い不安に襲われた。
　自動思考：何か，自分がおかしかったのではないかと感じる。「しゃべりすぎた？」「おかしなこと話した？」「振舞いが社会人としておかしい？」と心配になり，考え込んでしまう。いろいろ言い訳を言いたい感じ。
　適応的思考：具体的に，何か問題が生じたわけではない。今くよくよ考えても，いいことはないだろう。次に会って何か言われたら，その時に対応を考えればよい。

　こうして否定的な自己評価（**扱った認知9**）が徐々に変わってゆき，「自分を許そうと，自分に言い聞かせている」「危なくなってくると弁護団が現れて，自分を擁護してくれるようになってきた」「自分の中の批判勢力が弱まってきた。自分は大事，と思えるようになってきた」などの変化が生じた（**認知の変化9**）。
　このような変化の後も，否定的な自己評価が前面に出てアンバランスな状態がしばらく続くことは稀ならずあった。そうした際に，本人が「自分を批判する自分を説得するのは，本当に難しい。弁護団に登場してもらおうとしても，うまくいかない時がある」と嘆く場面もみられた。しかし経過を追うにつれて，

徐々に安定度が増していった。
　さらにこの頃，本症例の否定的な自己評価の背景に，次の２つの事情もあることが判明した。

・本を読んだり勉強をしている際に，ある種のことばや文脈で引っかかって先に進むのが難しくなることがある。これはどういう意味で言っているのか，なぜそう言えるのか，などが気になって仕方ない。こういう自分は，やはりバカなのではないか（**扱った認知 10**）。
・自分には，異性だけでなく同性にも性的な魅力を感じるところがある。昔から自分の中に「オレ」という存在がいて，異性に魅力を感じると文句を言う。同性愛なのか心配だし，「オレ」への対応でも困っている。本当の自分がわからず苦しいし，中途半端な自分がいや。自分の存在を消したくなることがある（**扱った認知 11**）。

この２つのテーマを扱う中で，次のような変化が生じた。

・本を読んだり勉強をしている際に，ある種のことばや文脈で引っかかって先に進むのが難しくなることがある。こういう自分は，やはりバカなのではないか（**扱った認知 10**）。→理解力，表現力は十分あり，決してバカではない。やや強迫的で本質的なことを考えがちな資質があるので，引っかかるようだ。自分には哲学者の素質があるんだなあ，と受け止めてみてはどうか。引っかかりそうになった際にそのまま流してゆき，しばらくして「まあいいか」と思えるようになる練習をしていこう（**認知の変化 10**）。
・同性愛なのか心配だし，「オレ」への対応でも困っている。本当の自分がわからず苦しいし，中途半端な自分がいや（**扱った認知 11**）。→若い時に，同性愛的な傾向が一時期みられるのは普通のこと。また，性的な資質がはっきりせず苦しむ若い人の相談にのる機会は少なくないが，経験を通して自分の本質がわかってくると，徐々に解消していくもの。性的に自分がどのような人間なのか，はっきりしてくるのを楽しみに待とう（**認知の変化 11**）。

　本人の性的なアイデンティティがどうなったかについては，「5. その後の展開──職場での昇進，配偶者との出会い」で述べる。

4-5：職場でのトラブルとその修正

患者は休職していた会社を退職した後（X + 3 年暮），半年後に就職した。しばらくして，職場の 2 名のスタッフ（上司と年下の職員）との間で葛藤が生じて，様々な衝突がみられるようになった。この時期に，本人が書いた 3 つの思考記録を示す。

・思考記録 9
　状　　況：話し合いの場で，年下のスタッフが自分にぞんざいな態度をとった。腹が立って，相手を強く攻撃した。
　自動思考：自分の「下」と感じている相手からないがしろにされると，自分のテリトリーを侵害されたと感じて，「私は我慢しないよ」という態度に出ることがある。
　適応的思考：腹を立てるのはよいが，今回のやり方は行き過ぎかも。後味もよくない。

・思考記録 10
　状　　況：上司から注意を受けた際に腹が立ち，相手の話が終わる前にその場から立ち去った。
　自動思考：相手から注意されて腹が立った。大して仕事もできないしょうもない上司から，自分が否定されたと感じた。
　適応的思考：信用できない人，尊敬できない人に拒絶感を持って，一気に関係を切る行動に出がちだ。これを続けていくと，自分も損をする。

・思考記録 11
　状　　況：うまくいっていないスタッフの発言で，腹を立てて切れそうになった。
　自動思考：バカなくせに，分をわきまえず何を言うのだ。
　適応的思考：相手の言い分を聞かずに，反応している。ちょっとした発言でここまで反応するのは，自分にも親と同じようなところがあるためではないか。親と同じように，自分も気に入らない格下の相手を支配しようとしているのではないか。

このような経緯を通して，次の変化が生じた。

- 自分の「下」と感じている相手からないがしろにされると、自分のテリトリーを侵害されたと感じて、「私は我慢しないよ」という態度に出ることがある（**扱った認知 12**）。→自分の中にある「認められていない」というコンプレックスに火がついて、自爆しているのかもしれない。切れると損だし、なるべく折り合いをつける術を身につけていこう（**認知の変化 12**）。
- うまくいっていないスタッフの発言で、腹を立てて切れそうになった。バカなくせに、分をわきまえず何を言うのだ（**扱った認知 13**）。→相手の言い分をしっかり聞かずに一方的に否定するのは、短絡的な反応でよくない。親と同じように、自分にも気に入らない格下の相手を支配しようとする姿勢があるようだ。親と同じ行動パターンをとって、相手を支配しようとするのはやめよう（**認知の変化 13**）。

4-6：自活，親との関係の変化

　前節で触れた「格下の相手を支配しようとする親と同じ姿勢」を意識した頃から、再び親との葛藤が頻繁に語られるようになった。例えば、「親に対する憎しみ、怒りがある。理解してくれないことへの憤りがある。しかし、関係を切れない」といった内容であった。時には、親に対する両価的な内容の夢が報告されることもあった。「二晩続けて母親の夢を見た。激昂して、母親に怒鳴っている夢。『だから許せないんだ！』。もう一つは、母親に対して罪悪感を覚えている夢」。

　こうした中、本人は職場の資格をとって昇給を実現して、一人暮らしを始める計画を立てた（X＋5年春）。「生活力をつけて自活し、親の干渉を減らしたい」。その1年後に資格試験に合格して、X＋6年夏から一人暮らしを始めた。独居を開始した当初は、母親との接触を極力避ける生活を送った。例えば、電話をかけてきた母親に「今までずっと、お母さんに従って流されて生きてきた。自分を育てているところなので、悪いけど今は話したくないし会えない」と断った。そして、「母親を避けて影響力を減らすことに伴う自責感が、うんと和らいできた」という変化を報告した。徐々に、「距離感ができて安定してきた」「母親が以前ほど必要でなくなった」「母不在の孤独を受け入れる作業を行えている」。さらには、「怒りの感情も交錯しているが、母親へのポジティブな気持ちも自覚できるようになった」とも語るようになり、少しずつ関係を再開していった。

　この間の母親への気持ちの変化（**扱った認知 14**）について、当時本人が述

懐した内容を紹介する（**認知の変化 14**）。

- 母親の見方が変わった。今は"本当は未熟で精神年齢が低いのだろう""常識がなく無邪気""母自身も，個人として大切にされたことがない可哀想な存在"と感じている。母親を否定的に見ると，自分を否定することにつながり怖かったが，今は大丈夫。
- 母は母なりの現実を一所懸命，しかし満たされないまま生きてきた。だから，自分ばかりなんだ。母も大変だったのだと，今ではよくわかる。
- 最近は，心地のよい距離を感じられるようになった。母親の存在はもはやずいぶん小さいし，母からダメージを受けても自分には逃げ場があると思える。
- 母への気持ちは"悩み，恨み"から"理解"へ，次に"許し"や"可哀想と思う気持ち"に変わってきた。今では，"おだやかな距離のある関係"になっているし，親を守ろうという気持ちも生まれてきている。
- 今までずっと親を憎み自分を否定してきたが，今は「誰も悪くない」と思える。親も自分も否定しないでいられるのは，とても楽。

4-7：過去の自分とのつながり

親との関係が変わってゆくプロセスが進む中で，たまたま「中学時代に自分が書いた文章や，その頃の写真を見てしみじみ泣いた」エピソードがあった。その後，過去の自分の見え方，捉え方が少しずつ変わり，過去の自分とのつながりを実感するようになった（**扱った認知 15**，**認知の変化 15**）。以下に，このテーマに関連のある本人の表現を紹介する。

- 最近，小さい時の記憶をよく思い出す。左手に人形を抱えて外を見ている自分。
- 子どもの時の写真を取り出してみた。写真の中の自分を見て話しかけた。その頃の自分をほめてあげた。いい感じになってきた。心が安定してきた。「あの頃の自分も頑張っていた。あの時の自分がいるなら大丈夫」と感じられる。
- 嫌なことがあっても，大人の自分は我慢できる。今なら，自分の中の小さい子どもを傷つけないようにできる。
- これまで，自分はアダルトチャイルドなんだろうなあ，と思ってきた。今

では，アダルトチャイルドという言葉がどうでもよくなった気がする。

5. その後の展開
―― 職場での昇進，配偶者との出会い ――

　資格試験を通った後，X＋6年秋に職場での昇進を果たした。当初は任務と責任が増したことに伴う負担が大きく，不安定になる場面があった。その後徐々に新しいポジションに慣れ，不安定になる機会が減った。

　X＋7年春に，男性の友人ができた。当初は，「相手に好意を持っているのに，思ってもいないことを言って相手を試す破滅型行動パターン」（本人の言）がみられ，軋轢が生じる危機的な場面が出現した。しかし何回か合同面接を行ったこともあり，徐々に「破滅型行動パターン」がみられなくなった。紆余曲折を経てX＋8年夏に結婚してからは，不安定になる機会が大幅に減っている。

　またこの経過を通して，性的なアイデンティティが安定した。先に性的アイデンティの混乱を記したが（4-4：低い自己評価とその変化），「私は女だと，誇りを持って言えます」と述べるようになった。すると，かつてよく現れていた「オレ」も姿をみせなくなった。

　最近の面接で，本人は次のように語った。「自分は，母親との関係で大事なものを2つ壊されたと感じてきた。人を信じる気持ちと，自分をコントロールする力。それが，今は2つとも取り戻せた気がする」。

6. 考　察

　筆者が治療を担当してきた，BPD症例の経過を紹介した。本症例の生育環境や認知行動パターンには，「両親の不和」「干渉的で支配的な親との葛藤」「自分を抑えて相手に合わせようとする」「アイデンティティの確立が不十分で，自己評価が不安定」「距離をとる，断る，自己主張するのが苦手」「相手とずれた際の折り合いのつけ方が不得手で，行動化をおこすことがある」などが存在し，これらは多くのBPDで認められるところである。

　職場でハラスメントを受ける中で解離症状を起こして，筆者のもとを紹介受診した。初診時にBPDの心理教育[1]を行った後，解離症状に対する介入を

行った。解離の治療で筆者が重視している「逃げ場」という観点[4]を導入し，仕事を休み「逃げ場」を作ることを通して解離症状が消褪した。ちなみに筆者が解離症状から扱った方針は，「①変わりやすそうなものから，②困っている問題から，③新しい症状から治療し，④不安の治療を先にする」という精神療法の一般原則[8]に適っているといえるだろう。

その後，さまざまなテーマを扱ったが，本症例の経過でみられた諸問題は多くのBPDでもみられるものである。以下扱ったテーマごとに，簡単にコメントを追記する。

(1) 楽しめること・気持ちがよいこと探し，失敗恐怖の変化

認知行動療法を行う上で「楽しめること，気持ちがよいこと探し」が重要であることは，認知行動療法の技法にMP (mastery and pleasure) 法がある事実からも明らかだろう。また，ここで行った作業は，神田橋[6]が「養生のコツの中でいちばん大切な，基本となる助言」として，「『気持ちがいい』という感じをつかんで，その感じですべてを判定すること」と記している内容とも，軌を一にしている。ちなみに神田橋[6]は，「気持ちがいいという感じをつかむ練習の意義」として，「信頼できる羅針盤を自分の内部に作る」ことと「自分を大切にして生きる練習となる」と述べているが，本症例の経過でもこれらのテーマが後に現れて変化が生じる契機の一つとなったように感じられる。加えて本症例で扱った失敗恐怖も，このタイプの治療でよく現れる問題といえよう。

(2) 親との関係を整理・修正する作業の開始

次に患者は，支配的で干渉的な母親との葛藤の整理を始めた。ここで患者が身につけた考え方，すなわち「自分の都合も母の都合も，どちらも大事。そう感じるのが普通」「愛情があれば相手は従うべき，というのは少々おかしいのではないか。相手の気持ちや事情を大事に考えて振舞うのが，愛情の一般的な形だろう。相手を支配しようとするのは，愛情というより執着という言葉がふさわしいかもしれない」は，各種パーソナリティ障害の治療などで重要な意味を持つ事項である。こうした局面での治療者は，本人の語る葛藤に共感しつつも，必要以上に親への陰性感情を煽ることのないよう注意する必要がある。

(3) 「距離をとりにくい」「断れない」「自己主張しにくい」特徴の変化

次の「距離をとりにくい」「断れない」「自己主張しにくい」というテーマも，BPDの治療でしばしば浮上してくる。面接を通して，「距離をとる」「断る」「自己主張する」ことが怖くてできないという認知行動パターンから，これらが自

分を守るために必要なスキルであり身につける練習をしていく，と変わっていった．ちなみに神田橋[5]は，統合失調症の治療の課題の一つとして「拒絶能力の育成」をあげて重視している．「断る」ことや「拒絶」が，(統合失調症やBPDによらず) 個人のメンタルヘルスを守る上で極めて大切なスキルであることは，改めて述べるまでもないだろう．

(4) 低い自己評価とその変化

このテーマも，BPD治療の定番の一つである．面接で，「否定的な自己認識」(＝自動思考) に対して,「言い分もわかるけど，でもね……」ととりなせる「冷静で客観的な自分」「弁護団」(＝適応的思考を言える自分) を少しずつ育てていった．

また，否定的で不安定な自己認知の背景に，性的なアイデンティティの混乱もあると判明した．筆者の臨床経験[3]では，この種の葛藤が背景にあり不安定さを増している症例が時折みられる．そうした場合には，本稿で述べたように本人の悩みの正当性・普遍性を伝えた上で (＝ノーマライジング),「このタイプの悩みは，経験を通して自分の本質がわかってくると，徐々に解消していくもの．性的に自分がどのような人間なのか，はっきりしてくるのを楽しみに待とう」と接することが多い．

(5) 職場でのトラブルとその修正

職場でのトラブルと修正というテーマも，BPDの治療で頻出する内容である．本症例は健康度と内省力が高く，適宜思考記録を書きつつこの課題を乗り越えていくことができた．その過程で生じた,「親と同じように，自分も気に入らない格下の相手を支配しようとしているのではないか」という発見は，本人にとって大きな意味があった．「親と同じ行動パターンをとって，相手を支配しようとするのはやめたい」と考えられたことは，本治療の転回点の一つとなったように感じられる．この発見・修正も，この種の治療で現れることのあるテーマである．

(6) 自活，親との関係の変化

本症例は，独居・自活を通して親との関係がさらに変化した．ここでみられた「親と物理的に距離をとることで心理的な距離も生まれ，親子関係が安定する」という経緯は，やはりBPDの治療でよくみられる現象である．また，本症例が述べた母親への気持ちの変化,"「悩み，恨み」→「理解」→「許し」「可哀想と思う気持ち」→「おだやかな距離のある関係」「親を守ろうという気持ちの発生」"も，典型的な変遷の一つといってよいだろう．本人の発言,「今

までずっと親を憎み自分を否定してきたが，今は『誰も悪くない』と思える。親も自分も否定しないでいられるのはとても楽」を聞いて，本症例の治療が順調にすすんでいることを改めて実感できた。

(7) 過去の自分とのつながり

親との関係が変わってゆく中で，過去の自分とのつながりが回復して安定度が増した。このプロセスも，この種の治療の重要な一側面である。

(8) その後の展開——職場での昇進，配偶者との出会い

BPD の治療の（一応の）完結は，本症例のように「職業人としての安定」「理解ある配偶者との出会い」という生活上のできごとが大きな力を発揮する場合が少なくない。こうした変化の後も，BPD の特徴が一部残って危機的な状況などで顔を出す場合があるが，揺れが小さくなり早い回復が可能となってゆく。筆者にとって，「自分は，母親との関係で大事なものを2つ壊されたと感じてきた。人を信じる気持ちと，自分をコントロールする力。それが，今は2つとも取り戻せた気がする」という本人の発言が，強く印象に残っている。

7. おわりに

本稿では，筆者が治療を担当して認知行動療法的なアプローチを行った症例の経過を報告した。BPD としては比較的病態が軽く，内省力があり行動化が少ないという条件に恵まれて，認知行動療法的な介入が効果を示したものと思われる。本稿の中に，読者の皆さまに参考にしていただけるところがあれば幸いである。

文　献

1) 原田誠一（1999）：境界性人格障害の治療導入期の1技法——患者・家族の心理教育用の「境界性人格障害の病態モデル図」の紹介．臨床精神医学 28, 1351-1356
2) 原田誠一（2004）：境界性人格障害における認知療法の実践．精神科治療学 19, 709-717
3) 原田誠一（2009）：自分探しの病理——その普遍性と現代性．精神医療 56, 31-34
4) 原田誠一，勝倉りえこ，児玉千稲ほか（2007）：外来クリニックでの CBT の実践．精神療法 37, 678-684

5) 神田橋條治（1988）：わたくしの分裂病治療．発想の航跡．岩崎学術出版社，東京
6) 神田橋條治（2009）：改訂 精神科養生のコツ．岩崎学術出版社，東京
7) 宮内勝（1996）：分裂病と個人面接——生活臨床の新しい展開．金剛出版，東京
8) 山上敏子（1990）：治療のすすめかた．行動療法．岩崎学術出版社，東京

第 5 章

「認知療法は苦手です」と標準的認知行動療法に躊躇を示した情緒不安定性パーソナリティ障害患者の入院心理療法
―――患者の認知行動スタイルとニーズに合わせた認知行動療法の活用―――

1. はじめに

　認知行動療法，特に認知療法は治療者と患者の協働作業がその治療関係の基礎として位置づけられている。そして患者が自分の認知に気づき修正を加えることにより感情的困難の改善を図る。治療効果，効率を上げるために治療構造を重視し，治療マニュアル，査定用紙，ワークシートなどを活用する。このようなアプローチを可能にするためには，患者が治療を求め，治療者と治療契約を取り交わすことが前提となる。

　精神科病院において，認知療法を活用する際にはこの認知療法の基本的前提を修正する必要がある場合がある。特に医療保護入院，措置入院などの入院形態での入院治療は患者が自分の意思ではなく強要された形で治療が始まる。また，そのような強制的な入院は，患者の精神状態が，社会生活が破綻してしまうほど機能できない状態になってしまうことによって起きることが多い。情緒不安定性パーソナリティ障害の患者の入院もその例外ではない。さらに情緒不安定性パーソナリティ障害の特徴から，入院時には衝動性が非常に高まっており，感情調節が困難な状態になりやすく，入院時には極度に感情反応性が高い状態である場合が多い。またある程度症状が安定した後にも，易刺激的であり，傍から見ると一見些細に見えるような刺激でも極端な感情反応性を呈することが少なくない。入院治療の構造に慣れてくると，それが患者の衝動的行動を制

御する働きを持つこともあるが，その場合でも，退院が近づくことで不安が高まったり，退院後に衝動的行動が再燃することも多い。

　情緒不安定性パーソナリティ障害の入院治療において，標準的な認知療法を導入することが非常に困難な場合が多く，さまざまな工夫が必要とされる場合が多々ある。スキーマ療法[8]でも強調されるように，情緒不安定性パーソナリティ障害の認知的問題は早期不適応スキーマが活性化され，それが患者の生活にさまざまな問題を引き起こすような衝動的行動を喚起することが多い。それだけに情緒不安定性パーソナリティ障害患者の認知の修正，スキーマの修正は，患者が少しでも安定した生活を営めるようになるために非常に重要であると考えられる。しかし，そのために必要だと考えられる認知療法を始めるための治療契約を提携すること自体が大きなチャレンジになる場合がある。

　この症例検討では重症のうつ病の診断で自殺念慮，自傷行為が出現して入院した情緒不安定性パーソナリティ障害患者との関わりを報告する。主治医から認知療法の依頼があり，認知行動的心理療法を開始した。しかし認知再構成法を導入し，患者が内省し自分の認知や感情に気づき始めると，じっとしておれずにその問題をすぐさま「解決」しようと行動を起こして逆に問題がこじれてしまった。そのような経験から，そして多分，内省的作業よりも行動・アクションで問題解決する認知行動的スタイルが好みだということもあり，「認知療法は苦手です」と言って構造化された認知療法的面接に躊躇を示した患者との「認知行動的」関わりを報告する。この症例報告に関しては，本人から口頭で了解を得ているが，本人のプライバシーを守るために，本人を特定できないように改変を加えている。

2. 症　　例

症　例
　A子さん，30歳（X年時）。
家族歴および面接開始までの経過
　A子さんは両親と兄との4人家族であった。兄は結婚して別に居を構えていた。X－7年に父親がうつ病で精神科病院に入院したが，外泊中に家で自殺した。
　X－3年に結婚し実家を離れ隣接する市へ転居。同年男子誕生。夫から言葉による虐待を受け，X－2年に離婚。離婚後，頑張って仕事と子育てを両立

させようとしたが，将来を考えると不安になり，自分を追い詰めてしまい，うつになり仕事と子育てを両立することが困難になった。心療内科にかかり服薬したが，状態は改善せず，寝込むようになり，仕事も子育てもできなくなってしまった。そのためX年8月に実家に戻り母と同居し，母が育児，家事を担ってくれていた。実家の近くの精神科クリニックに転医し，治療を継続したが，症状が改善せず，食欲も低下して自分の部屋に閉じこもる状態になり，9月になると自分の状態がどんどんひどくなると感じて，「発狂する」と大声で叫んだり，母の返事が気に入らない時には母に当たるようになった。また，出産前のことを振り返り自分を責め，自分の気持ちのやり場がなくなり子供にあたったりすることもあった。そのような自分を受け入れることができず，飲酒量も増え，希死念慮も出現し，10月下旬には「死ぬ」と言って手首を切った。この状態に本人を含め家族が耐えられない状態になっていたため精神科病院に入院となった。診断は重度のうつ病。

3. 面接過程

第1期：X年10月～X＋1年6月（1回目の入院）

入院直後は重度のうつのため，休息と薬物療法が中心であったが，うつが多少軽減して，体調の良い時は自分の身の回りの世話にも気を配ることができるようになってきたので，12月に主治医からカウンセリングを勧められ，報告者に認知療法の依頼が出された。

初回の面接でのA子さんは，悲痛な表情でうつむき加減で，最近少しずつ元気が出てきたが，今日は気持ちがふさぎ込んでやる気がなかなか出ない。息子のことが心配だし，母に負担をかけているので，早く良くなって退院したい。しかし，今の自分は，うまく頭も働かず，考えることが空回りしてしまうことが多く，そうなると不安と落ち込みがよりひどくなってしまい，それができないでいる自分が情けないという趣旨のことを，小さな声で，遅いペースで話す状態であった。ちなみに11月に実施されたWAISでは，TIQ = 75 と，多分にうつの影響が大きいと思われるが，認知機能がかなり落ちていることが窺えた。カウンセラーはカウンセリングの目的を，A子さんの気持ちが少しでも楽になるように自分の考えと気持ちの整理をする支援をすることと説明し，そのために認知療法という方法を活用する旨説明した。それに対してA子さん

は，自分の傷つきやすいことと入院前に感じていた空虚感も改善したいと興味を示した。

1月には認知再構成法を説明しDTR（Dysfunctional Thought Record）[4]を活用して，自分の自動思考と感情反応の関係についての振り返りも始めた。同時期に自宅外出も始まり，家に帰ることで，それまで直面しなくて済んでいた，母親との関係，前夫との関係，友人のこと，自分の社会的機能回復に関する不安などのいくつかのストレスと直面することになった。ストレスが高まると，それまで避けていた自分の中の不安や怒りなどの感情が活性化されてしまい，自動思考を同定し，検討する前に衝動的に行動してしまうことがたびたび見られた。例えば，病院からの自宅外出が主治医から許可され日程が決まった時に，息子に会えることが楽しみだと，息子のことを考え始めると，息子のために自分が常にそばにいてあげられないことに関しての罪悪感を感じ，その罪悪感から，夫と別れたことで息子から父親を取り上げてしまう結果になってしまったことを悔い，主治医から前夫とのコンタクトは外傷体験を活性化するリスクがあるのでしないようにと言われ承諾していたにもかかわらず，自宅外出中に前夫に電話連絡し，そこで再度言葉の暴力を受けてしまい，感情的につらくなってしまい，DTRで自動思考の修正をしようとしても考えもまとまらず，感情のつらさが増悪してしまうといった連鎖反応が見られた。さらに，そのように感情的に圧倒された状態の時には，母親の対応への期待も高まり，自分が期待するような反応を母親がしてくれないと，母に食ってかかってしまっていた。また母から受けたA子さんの自宅外出の報告を主治医がA子さんとの診察で取り上げることにより，母が主治医に自分を裏切って陰口したと，母への不信感が強くなった。

母に対する不信感は，母が外出時の状態の報告を，治療チームから渡された振り返りシートの指示に忠実に従う形でされていたことに由来するものだったので，カウンセリングでの受容的中立的な関係性の中での振り返りでは，母が外出時の自分の行動を治療チームの指示に従って正直に報告することは自分の症状のコントロールのために役に立つことだと認識し，母に対する怒りを一時的に静めることはできた。しかし，そのように自分の思い込みを修正できると，修正前の母に攻撃的になっていた自分を責め，さらに前夫との関係にも対処できない自分の無能さに怖くなり，ひとりで子供を育てていくことへの不安が100％にまでなり，近い将来だけでなく，何年も先のことを考えて不安になっていてもたってもいられなくなると報告していた。このように感情的に活性

化された状態になってしまうと，DTR を使っても自分の自動思考と感情反応を同定する作業に集中できず，強い感情，特に不安とそれに反応しての重要な他者へのしがみつきや攻撃的行動をとってしまい，そのような行動に対しての周囲からの，そして自分の中での批判などの非承認的（invalidation）[5] 反応が起き，なおいっそうつらくなるという悪循環が見られた。このような不安に加えて，外泊が始まってから家事をすることへの不安も強く，スーパーマーケットには自信がなく怖くて行けなかった。

　A 子さんは，認知療法で自分の自動思考と感情に目を向ける練習をすることで，それまで蓋をしてきた自分の内的なプロセスを振り返ることになり，連鎖的に経験する自分の感情反応が苦痛になったようで，「認知療法は苦手です」と言うようになった。または発症前のようには頭が働かなくなってしまっているので，認知療法のような作業に対しても，また退院に目を向けた時に考えてしまう社会復帰と復職に対しても，自分の能力の欠如のために最悪の結果になってしまうといった破局的思考と強烈な不安を訴えた。しかし同時に，外出，家族との接触，退院準備，復職，そして認知療法などの刺激がない時には，病棟で穏やかに過ごすことができる時間もすこしずつ増えてきているようにも見えた。

　3 月になると入院当時の重度のうつは軽減し，その結果退院に向けての意識が強くなり，その分だけ不安も高まってきている状態なので，DTR を使って自分の内的プロセスに焦点を当てるよりも，できていることを強化するアプローチのほうが A 子さんのその時点でのニーズに合うと考えられた。説明を受けた A 子さんはほっとしたような表情を見せて，自分がこれからチャレンジしてやっていこうとしている自分のアクションへの支援を希望した。これは，A 子さんがじっくりと内省して自分の認知を修正していくということよりも，すぐに問題解決策を実行して状況を改善しようとすることが得意だという認知・行動のスタイルの特徴をまずは活かすような関わりのほうが，この時点で効果的だと考えられたからであった。カウンセリングのプロセスの中で，「苦手」な認知の修正のワークで失敗感，無能感を強化してしまうのであれば，行動化する傾向を効果的なアクションプランと実施という枠組みで，「できる」感覚をまずは育て，自己効能感を少しずつ強化したほうが現在の A 子さんのニーズに合っていると思われた。

　そこで，カウンセリングでは A 子さんがその時点でチャレンジしたい行動目標を共有し，成功体験が増えるように，達成可能な小さな目標に小分けして

設定し、一緒にモニターすることにした。その際にも心理教育を組み合わせ、現時点ではうつ病がまだ治癒していないので、エネルギー、やる気が落ちているのは当たり前なので、今は少しずつできることを積み上げていくことが大切だということなどを、A子さんの経験と照らし合わせて適宜説明した。このような説明と小さな目標はA子さんにとって不安を和らげる効果があったようで、「自分は子育て、仕事、家事にいっぺんに復帰しなければいけないと思っていたが、ひとつずつゆっくりと進めればよいと考えると不安が少し下がった」と言っていた。5月になって退院が見えてきたころ、外泊に向けて設定した目標は：

①子供を保育園にひとりでお迎えに行く
②母が仕事に、子供が保育園に行っている間ひとりで時間を過ごしてみる
③母に教えてもらって料理にチャレンジしてみる
④買い物に行く

　外泊後の振り返りでは、子供を迎えに行けた。大丈夫だった。ひとりの時間は少しさびしかった。退院後を考えるとさびしくなるだろうなと思った。さびしさの意味を考えてみた。「私はひとりじゃない」と確かめたい気持ちがある、と自分の自動思考に対して自分なりに吟味したいとの意図を表現することもできていた。そして料理も1回母の手伝いができた。2回目は疲れてしまって、母にやってもらった。買物はやはり怖くてまだ行けなかった。このようにできないことも報告しながら、できない自分をさほど責めずに対応できることも増え始めた。しかし、不安が高まった時にはやはり母に八つ当たりしてしまっていた。そして6月に退院となった。

第2期：X＋1年6月〜X＋2年5月（外来で、月1回の面接でフォロー）

　A子さんは退院後の生活に適応することに対する不安も強く、外来でのカウンセリングの継続を希望したが、病院が自宅から遠くて通えず、たまたま著者が月に1回A子さんの自宅からさほど遠くないメンタルヘルス相談所で心理面接を行っていたので、そこに月に1回通うことになった。また経済的理由からも月1回以上はきびしいとのことだった。

　退院直後は家にひとりでいるのがつらくて、友人に片っ端から電話をしてしまうが、友人の反応に対して過敏になり、見捨てられることが怖くなってしまうという不安が述べられた。しかし、そのような不安に対しても、友人と直接会う時間を持ったり、友人の家のパーティーに積極的に参加するという行動に

よって，対処できていた。実際にはそこでの友人の一挙一動が気になり，自分が拒絶されるのではないかと不安になり，疲れて落ち込むが，そのような感情的弱さをできるだけ友人に見せないようにして付き合うようにしていた。そして徐々に過去に慣れ親しんだバーにも出向けるようになり，そこで過去に付き合った男性・女性との接触も増えてきた。

　しかし9月になると，バーで多くの時間を一緒に過ごす仲良しの女性の友人Ｃちゃんとの関係の問題が語られるようになった。Ｃちゃんは夫との関係もうまくいっておらず，そのことを忘れるかのごとく，バーでは楽しいこと以外には目を向けず，はしゃいでいた。それだけにうつで入院の経験のあるＡ子さんの気持ちに関しては拒絶的または無視する態度を見せられ，ついつい衝突してしまう。その結果落ち込んでしまい，そのような自分の気持ちにうまく添ってくれない母の態度に反応し，母に八つ当たりしてしまい，大声を出してしまう。そのようなストレスの影響もあってか，母は狭心症の症状が出てしまう。それに対してこのままではまずいと考え，次の日に母と話し合って，歩み寄ることができ，Ｃちゃんに対しても思いやる気持ちが持てるようになったと報告していた。また，バーで結婚前に付き合ったことのある，米国赴任中で一時帰国していた男性の友人と会い，米国に遊びに来るように誘われたので，行ってこようと思うというので，さすがに心配した著者は心のねんざの比喩を使ってストレス脆弱性と回復のプロセスを説明し，まだ感情の浮き沈みが頻繁にあり，友人の反応がとても気になる状態なので，延期を勧めた。それに対して「迷っているが行きたい」との返答だった。

　10月のセッションでは家族に反対されて米国には行けなかった。さらに彼とも電話で口論になってしまったので行かなくてよかったと思うと報告された。そして自分の問題に関して振り返り，

・急に不安になる。特に友人に対して見捨てられ不安がある
・アルコールの問題がある。今1週間断酒している
・自信がない。人に誤解されるタイプ。意図せずに相手を傷つけてしまう。そして人からいじめられる。そのために人に気をつかいすぎて疲れる
・「自分って性格悪いのでは？」と自分を責める

と言語化していた。しかしやはり感情の浮き沈みはあり，うつだとエネルギーがなく，夜の9時くらいに就寝しても，子供の保育園の準備をするために朝8時に起きるのが難しい。自分の体力精神力がいまだ回復途上であることを認識しているようだった。

そして11月になると，調子が良い，落ち込みが少なくなった，子供と一緒に遊んであげられている，母との関係も順調と気分の改善を報告した。見方を変えたら楽しくなってきた。体力が付いてきたので自転車を買って運動している。自分と考え方の異なる人，自分に批判的になる人との距離をとっている。自分の病気のことも含めて，わかってくれている友人がいるからできている，と状況依存性ではあるが自分の状態の改善を示唆する発言があり，安定感が増した1カ月だとの報告があった。料理に少しずつ興味を持てるようになってきた。しかしスーパーはまだいや，緊張する，自信がないと報告していた。

しかしその後，忙しいとの理由でキャンセルが続き，しばらくぶりでカウンセリングにきたX＋2年2月には，その後対人関係の摩擦でつらい体験が多く，アルコールの量も増えている，食欲がなくなってきていた。その後も体調が悪い，忙しいなどの理由でキャンセルが続き，次にA子さんに会うのはX＋2年5月に再入院した時であった。

第3期：X＋2年5月〜X＋2年10月（2回目の入院）

再度うつ状態になり，周りが怖い，「生きていく自信がない」と2度縊首を試みるが，自分で思いとどまり，家族に付き添われて再度入院となった。診断名：情緒不安定性パーソナリティ障害。

入院後カウンセリングの継続を希望する。入院後1回目のセッションから，入院までの経過について涙ながらに語った。病気がつらくて人に頼る。理解して受け入れてほしい。つらいから。でもかえってつらくなってしまう。自分を正当化したい。説明すればわかってもらえると思い込んで一生懸命説明する。他の人と比べて自分は「おかしい」と自分を疑ってしまう。友人と連絡がとれないと避けられていると思い込んでしまう。家事をやりこなせない。こんな自分は他の人の目から「おかしい」と見えると思う。自分の性格が好きじゃない，すぐ不安になる，すぐ感情を出してしまうと自罰的なトーンで語られた。

前回退院時の問題が継続しており，対人関係で積極的に行動することで状況が改善することもあったが，行動することで問題が解決しないと，さらに行動することで，かえって悪循環に陥ってしまっていたようだった。そのような状態の自分に対して自己叱責的な認知に陥りさらにつらくなり，「生きていく自信がない」と感じ，そのつらさから逃れたくて自殺企図した経過が語られた。

6月に入って少し調子が良い時には，この1年を振り返り，将来のことを考えられるようになってきた。しかし，それがつらい。自分が見えているからで

きないことに気づいてつらい部分もあるという。自分を落ち着いて振り返ること自体,「できていない自分」に対して自責的な反応をしてしまい, 将来が不安になり, 不安が高まると家族や友人からの見捨てられ不安が高まってしまう。そうなると, いてもたってもおられず, バーで頻繁に会っていたCちゃんに何度も電話してしまう。彼女は楽しいことをするのに必死だから, なかなか連絡がつかないこともわかっているが, 電話に出ないと不安になって繰り返しかけてしまう。

そこでA子さんと次の面接までの1週間の目標を検討した。A子さんはできればCちゃんに電話しないようにしたい, と行動のレベルでの目標を設定した。そこで電話をしないという目標が達成できる可能性を聞いてみると, 自信がないとのこと。もし万一電話してしまったら自分はどのような反応をすると思うか聞いてみると, 相手からどう思われているか気になってしまいさらに電話してしまいそうだとのこと。そこで, 電話をしてもしなくても, 自分の行動, 気持ち, 考えなどの反応を記録することを宿題として提案し, それを使って対処の仕方を一緒に考えてみることにした。

このように行動に注目して対処することは得意なA子さんは, 1週間電話を控えることができたし, あまり気にならなかったと報告した。同時に自分が友人からの支持がないのは自分の落ち度だと思って自信をなくす傾向がある。自分は弱虫だ。どこか間違っていると思う。母に対してもつらいと自分の気持ちをわかってほしいと思ってしまう。話さないようにしようと思うが, やはり母にわかってほしいと思って, ついつい話してしまって, 母の反応が気になって, 感情的になってしまう, と自分の認知と行動のパターンの気づきを報告した。しかし, これらのその気づきはスキーマ療法でいう「懲罰的ペアレントモード」と「怒れるチャイルドモード」を活性化する刺激になりやすい傾向があると思われた。またA子さんは自分の認知のパターンに関しても「どこか間違っている」と気づき始めてはいるが, 認知に焦点を当てることは「苦手」なので, 認知に直接焦点を当てるよりもA子さんが頑張って改善しようとしている, 友人, 親に理解してもらおうとアプローチしすぎないという行動のレベルでの目標に沿いながら, できる範囲で自分の認知に気づき, 修正することへの自己効能感を強化するのが効果的だと思われた。そのために弁証法的行動療法 (dialectical behavior therapy, DBT) の感情調節のスキルの一つである"PLEASE Mastery"[6]の説明を行った。

"PLEASE Mastery"は弁証法的行動療法での多くのスキルの中で, 自分の

摂食，睡眠など自分の身体のケアと，マスタリー（自分ができること，できると感じることができることを増やすこと）をすることで，マイナスな感情に振り回されることを減らすためのスキルである．A子さんにとっては自分が身体のケアのために何をすれば感情の調節に好ましい影響があるかという意味でこれはわかりやすく，興味を持ってやってみようと思ったようだ．同時に説明の中で，誰でも体調が悪い時がありその時には感情の調節が困難になることがあるという点も強調して説明し，感情の調節がうまくいかない時の自分に懲罰的になるA子さんのスキーマモードにチャレンジするために，少しでも役に立つかもしれない認知としてのSeeding（将来芽が出て活用できる認知的スキルの「種まき」）にもなるとよいという意図で，感情のある程度の波は自然だと，ノーマライズするような説明を試みた．"PLEASE Mastery"の宿題をやってみての感想は「今までの対処策間違っていた．他人に助けてもらっていた．自分で自分のケアができるように変えなくちゃ」というものだった．

　Cちゃんから手紙がきた．彼女は自分を見下していると思う．彼女に「私がいないとあなたはだめになるでしょ」と言われた．Cちゃんだけでなく，他の友人も含めて，自分との境界線，どこまで自分のことを話すかについて悩んでいると，A子さんは自分の気づきを報告した．またMasteryの練習の一つに料理を選んだ．母を楽にしてやりたい．子供を喜ばせたい．料理は少しずつできるようになってきた．子供に対しては一緒に遊んでやれるようになってきたし，しつけも徐々にできるようになってきた．Cちゃんのことはやはりつらい．MasteryをCちゃんとの関係にも応用できるか考えてみたい，と弁証法的行動療法のスキルを積極的に友人関係にも応用しようとした．

　7月に入って退院に向けて定期的に外泊を行い始めたが，そのことに関しても，「感情の浮き沈みがある．外泊するたびに病院のほうが楽だと感じる．いやだけど」と自分の感情反応への気づきと，気づいた自分の反応に対してのネガティブな認知が報告された．また機能のレベルが上がるにつれて，社会的デマンドも増え，ストレスが増加しているように見受けられた．しばらくぶりで保育園での保護者参観に行ってきたが，自分がいつもお迎えに来ていないこと，自分と子供との関係，自分の子供に接する態度，他の親と自分の関係をほかの親からどう見られているか気になった．

　そして8月になって退院の話が出ると，「調子が下がった．家族も同伴での主治医との面接で，退院の話が出た．退院後日中ひとりでいるとさびしくて友達に頼ってしまうのではと不安．孤独に慣れようと思って入院したのに，また

振り出しに戻っちゃうと思って落ち込んだ。Cちゃんに電話してしまった。見捨てられ不安を感じた」と，予期不安を感じると，不安を感じる自分を受け入れられず，白黒思考でそれまで努力してきた自分を認めずに，自分がダメと自己懲罰的に考え，不安が高まると，友人に連絡してしまい，受け入れてもらえないと感じてさらに落ち込んでしまうというパターンの再生が見受けられた。しかし，そのような状態の自分のパターンへの気づきと改善の意識が見られるようになってきた。

次の面接の時に，次のような治療目標を自発的に書いて持ってきた：
自分の病気，できないことを受け入れることを大切にしたい。
①調子悪い時にどう立ち直るか，
②回復は一歩ずつ，
③できる自分をほめる，
④失敗した自分を責めない

自己受容的な治療目標を持って外泊をしたA子さんは，戻ってきて，「少し元気になった。外泊中，無理やり決めずに成行きに任せてみた」と報告した。1日目は夕食を準備したが，2日目は疲れていたので食事の準備を母に任せたが気にしないようにしてみた（普段は気になる）。3日目は月曜日で母も息子も仕事と保育園なので，日中ひとりで時間を過ごすことにチャレンジした。Masteryの宿題でちょっとチャレンジしてみようと考えた部屋掃除，洗たくをして気持ちが少し楽になった。ひとりの時間には友人に電話したくなったが，我慢できた。逆にCちゃんから電話が来たがしがみつかず対応できた。できた自分が嬉しい。PLEASE Masteryの応用がうまくいっている。自分で様々な対処法を試してみてレパートリーを広げてきているとの報告を嬉しそうにしていた。

体調が良くてやる気がある状態に見えたので，マインドフルネスの説明をしてみた。自分の体験に気づく時に価値判断しないことに意味があることはわかるが実際にそれをするのは難しそうだと言いながら，外泊中高校時代の同級生から電話で，精神的問題で困って相談されたことを思い出した。しがみつかれて，自分が困った。近年，自分がしがみついて相手をどういう気持ちにさせたかわかった，と自責感を増長させないで，自分の行動の影響について目を向けることができた。

友人への依存が多少和らいでくると，母との関係に目を向けるようになった。母の気持ちにも配慮する訓練をしている。やはり甘えてしまい八つ当たりして

しまうが，立ち直りが早くなっている，と。

9月には入院「スキルアップグループ」[9]への参加が始まった。このグループは弁証法的行動療法のスキル訓練グループの簡略版で，この時は感情調節スキルが中心だった。PLEASE Mastery など個人療法でも扱った内容もあり，自分の感情との付き合いの参考になる。しかしグループでの対人緊張は高く，グループはつらいと報告していた。

しかし，やはり感情の浮き沈みがあり，外泊中につらい状態になることもある。自分のパターンはわかってきたが対処策が見つからない。つらくなると行動化してしまい，今回は前夫にも連絡して，また悪循環になってしまった。自分を好きになりたい。「待てる自分は褒められる」「自分は間違っているだけじゃない」と思える時もあるが，調子が悪い時にはできない。すべて自分を責めている。自分に良いところがあると考えることができない。

次の外泊後の面接では，外泊中母が，自分が期待するような反応をしてくれなかった。帰院後つらさが出てきて，友人に電話したくなったが耐えることができた。息子に電話した時も，我慢して早めに切った。しかし切った後いらいらして我慢できずに母に電話して，母に攻撃的に怒りをぶつけてしまった。母は受容的だったが満足できずにさらに攻撃してしまった。しかしそんな自分を振り返ることはでき始めており，また攻撃的な反応に関しても自分で制止することもでき始めており，また失敗しても立ち直りも早くなり，少しずつだが自信が育ち始めていると報告していた。

次のセッションにそれまで以上に自分の気づきについて報告した。人の理解を求めることで，つらさに対処しようとしたがつらさは軽減しない。だからこれをやめるようにしたい。訴えてわかってもらおうとすればするほど後悔することになる。自己受容——もう少しできるとよい——なぜ自信がないかわからない。カウンセリングで見せている素直な自分を他の人に出せない。主治医の診察で退院の話をされた。不安になりその気持ちを話したかった。でも「つらい」と言うことが精一杯でそれ以上言えなかった。本音が言えない。言うと見捨てられるのではないかと思ってしまう。遊びに逃げる，酒に逃げる。それしかない私。父のこと，この10年間近く，私だけ時計が止まっている。母は父の思い出を話せる。線香，墓参りもつらい。父は精神科病院入院中，外泊中に家の居間で縊死して，自分が第一発見者だった。家に帰るとつらい。

9月の末には，母とまたぶつかってしまい予定されていた退院が保留になった。「『よかった』とは思っていないが」と言いながら，母との問題に関して，

母ではなく自分が変わるようにと主治医から言われた。小さい時から自分の気持ちをうまく表現できず，いつもすねていた。母に「何が気に入らないの」と言われた。カギっ子でさびしくつらかった。母が変わらなくても自分をどう成長させるかが今の自分の課題だと思うと，過去の苦痛な体験を問題継続の理由としてではなく，乗り越えるものとしてチャレンジしようとしていた。その次の面接では，母と連絡したかったが耐えた。がまん強くなったと感じた。ひとりで乗り切ろう。自分の問題は自分が改善しなければ。Cちゃんのことも，個人的にとらえて反応しないようにしている。

そして退院が10月中旬に決まった時，「退院不安70％くらいあるし，わかってほしいとすぐに思ってしがみつきたくなってしまうような見捨てられ不安もある。でも前より自分のこと好きになってきた。成長に向けて努力している自分は好き。調子の良い自分が退院後持続するかどうかはわからないが」と不安を認めながらも，現状を受け入れようとし，予定どおりに退院となった。

4. 考　察

今回報告した症例は，構造化された認知療法に対して躊躇を示す情緒不安定性パーソナリティ障害の患者への認知行動的支援の過程である。情緒不安定性パーソナリティ障害の入院治療においては，このA子さんのように自分の認知や感情を内省することに躊躇を示す患者は少なくない。Youngも「(情緒不安定性パーソナリティ障害患者の) スキーマが認知行動療法の過程をぶち壊してしまう (2008, p. 39)」と，情緒不安定性パーソナリティ障害の認知行動療法において，自分の認知，行動，感情の修正を行うために認知，感情，行動に目を向けること自体が早期不適応スキーマを活性化してしまい，標準的認知行動療法がそのままでは効果的に運用できないと報告している。

弁証法的行動療法の創始者であるLinehanは彼女の生物社会理論において「情緒不安定性パーソナリティ障害は基本的に情動制御システムの障害である」(2007a, p. 56) ととらえ，情緒不安定性パーソナリティ障害の困難の中心にあるものとして感情の調節困難と，それに関連した衝動的行動をその特徴としてあげている。衝動的に行動することは認知や感情などの内的な不快なプロセスを体験することを回避させてくれると同時に，それは環境から非承認 (invalidation) 的反応を喚起しやすく，その結果さらに感情調節を困難にする

という悪循環により，情緒不安定性パーソナリティ障害の症状は継続，増悪すると考えられる。それだけに情緒不安定性パーソナリティ障害の患者には自分の認知や感情への内省が不得手であり，内省をすること自体に苦痛を感じて回避する傾向があることが多い。

またスキーマ療法の創始者の Young は，情緒不安定性パーソナリティ障害の病理をスキーマそのものではなく，スキーマに対するコーピングスタイルやその表出型であるスキーマモードにあると主張している[8]。健康度の高い患者は複数のモードを同時に体験することができるので，個々のモードが極端にならずに済んでいるが，情緒不安定性パーソナリティ障害の患者の場合，モードが分離されていて，一つのモードに入るとほかのモードにアクセスできなくなるので，その時その時に体験されるスキーマが活性化された状態での患者の反応は極端になりやすい。A子さんの場合も自分が不安になって問題に対応できない状態になると「脆弱なチャイルドモード」を示し見捨てられを非常に恐れる状態になる。母親にその状態からの救助を求めても好ましい結果が得られないと「怒れるチャイルドモード」に入り母親を罵倒してしまう。そしてそのような自分に気がつくと「懲罰的ペアレントモード」に入ってしまい，罪悪感にさいなまれ，こんな自分には生きる価値がないとまで思ってしまう。感情的に比較的安定している心理療法時には「アダルトモード」や「遮断・防衛モード」である場合が多く，それとは異なるモードの自分を統合することが困難であるだけでなく，異なるモードの自分を振り返ること自体，苦痛を伴うのでそれを回避したいとの欲求が出るのも了解できる。

しかし，Youngが主張するように，「自分のスキーマを妥当であると患者が信じている間，すなわち患者が自分自身や他者に対して歪曲した見方を続ける限り，患者は回復することができない」(2008, p. 63)。また行動的な戦略を強調するLinehanも，中核的マインドフルネスや感情の調節スキルでの認知-行動-感情の関係の理解などを治療プログラムに組み込んでいる[6]。それだけに情緒不安定性パーソナリティ障害の治療のためには患者の認知的変化は必要であり，そのためにはやはり構造化された認知行動的技法を患者と協働的に活用することがより効果的だと考えられる。スキーマの修正またはスキーマモードのコントロールができると患者が楽になるし，新しいストレス状況で悪循環を制御することがより可能になるだろう。実際に入院患者でも，特に任意入院患者ではそれが可能な場合もある。また，入院治療で感情反応性が収まってきた時にそれが可能になる場合もある。しかし，A子さんのケースのように認

知行動的なワーク自体が苦手であり，ワーク自体で苦痛を経験する場合，とにかく生活でのストレスに対処できるような支援が必要であり，その支援が，できれば標準的認知行動療法的関わりの準備性を強化できるような工夫が必要だと思われる。

そのような観点から便宜上3つの段階に分けて報告した本症例を振り返ると，目先の問題対処から自己効能感の改善，そして認知への気づきに向けて，紆余曲折しながら進んでいると見ることもできるかもしれない。

第1段階：A子さんは内省的になるよりも直接的に行動することで問題解決しようとしていたが，「全か無か」的認知のパターンが顕著なために，自分の不全感と重要な他者，特に母親に対する怒りが強く，弁証法的行動療法の言う「非承認」の悪循環に陥っていたと思われる。そのような状態では，自分の自動思考に修正を加える目的で気づこうとすること自体，自分の不全感を強めるだけでなく，その感情反応に対処するためになおいっそう行動化するという悪循環が見られた。症状が改善すること自体，外泊，退院など不安反応の刺激が増えることになり，悪循環が活性化されてしまい，そのような感情的に調整が困難な状態では，もともと得意ではない内省を必要とする認知療法的構造がなおいっそう負担に感じられたのだと思われる。それに対して治療者は「認知療法が苦手」を含めてA子さんのできないこと，辛い気持ち，そして良くなりたい気持ちを「承認」するように心がけた。

この段階では退院に向けて到達可能な具体的な目標設定を支援し，行動のコントロールを通して，現状を受容することを支援することにより，ようやく退院できるところまで衝動のコントロールをすることができたのかもしれない。しかしこの段階では認知に関する学習の般化はできていないと思われる。

第2段階：外来面接のメリットとして，入院中には扱えない生活上の問題とコーピングについて扱うチャンスが増えるということがあげられる。A子さんも，友人との関係，異性との関係，親として自分の子供との関係，母親との関係などに目を向け，実際に問題解決，状況改善を積極的に試みているようだった。しかし，月に1回1時間程度の外来面接では，過去1カ月に起きた様々なストレスの高い状況の振り返りと対処策について話し合うことで精一杯で，ストレスに対応するためのスキルを学習するための支援が不十分であったと思われる。また，「調子が良い」と感じるようになるとA子さんは経済的，時間的理由から面接をキャンセルすることもあり，数カ月に1回の面接にどのようなメリットがあるのかも疑われ，このような形態での面接の限界があると思われ

た。外来において，構造化され，毎週対処能力を向上させるための学習と般化をしっかりと行っていくような標準的認知行動療法の導入が望ましいと思われる。

　第3段階：1回目の入院と外来面接の経験から，2回目の入院では，A子さんはより積極的に対処スキルを身につけようとした。認知的ワークに対してはまだ躊躇が見られたが，問題を改善するために行動することは得意なA子さんには，問題解決行動を支持しながら，問題解決をより効果的に促進するためという文脈で内省を促進するように関わった。アクションを通して積極的に問題解決を図り，その試みを支援することを通して，自己効能感の改善，そしてポジティブな感情反応も含め認知と感情と行動の関係への気づきも少しずつ強化していった。そのために，感情調節，行動化防止，対人関係ストレス軽減のスキル学習としての弁証法的行動療法の部分的活用にもやる気を見せた。そしてそれらの経験を通して自分の内的プロセスについての言語化も徐々に増えていき，退院直前には父の死，子供のころのさびしさなど，外傷体験，傷つき体験でそれまで認知的に回避されていた経験の自発的想起・言語化が見られた。また，「見方を変えたら楽になってきた」など認知の修正に関してポジティブな体験の報告もあり，自分のものの考え方，解釈の仕方に気づき，それを修正することで気持ちが楽になるという経験を自発的に報告するようになり，構造化された認知行動的ワークの準備性も育ち始めていると思われた。

　しかし，A子さんは退院の時点でまだ認知再構成法はもちろんスキーマワークも始めていない。弁証法的行動療法にしても，その一部のスキルを学習したが，弁証法的行動療法で推奨する半年から1年にわたる集中的治療を受けるわけでもない。再発防止効果に関するエビデンスのある治療法がなければ再発するとは限らないが，ここで報告したような入院治療が，A子さんがより充実した生活を送るためにどれだけ影響を持ち続けることができるかも定かではない。第2段階の外来治療の限界の振り返りからも，入院中に得た治療的発展成長を継続できるような外来の治療プログラムにA子さんが参加することができれば，より標準的で集中的な認知行動的なワークの恩恵を受ける準備性ができ始めていると思われるが，実際にはそのような外来プログラムはA子さんのために見つからなかった。外来でも情緒不安定性パーソナリティ障害の患者が，アクセスしやすい治療プログラムの普及が望まれる。

5. おわりに

　精神科入院治療においては，標準的な認知行動療法の協働的実証主義（collaborative empiricism）の構造に乗らない，またはなかなか乗れない患者が少なくない。構造化され，心理教育やDTRや宿題用紙などを活用した標準的認知行動療法は，患者の適応的行動，認知の学習と般化のために一定の効果が期待できるすぐれた方法であると思うが，特に自主的に治療を受けに来るわけではない医療保護入院などの精神科入院患者の場合，そのような認知行動療法に対して回避的な場合が多々ある。構造化されたエビデンスのある治療システムにどのようにすれば効果的に導入することができるかも，入院治療におけるチャレンジの一つだと考えられる。自傷傾向の強い情緒不安定性パーソナリティ障害の患者の大多数は医療保護入院であり，この例外ではない。今回はそのような情緒不安定性パーソナリティ障害の患者との認知行動療法的関わりの報告をした。

　この症例でもそうだったように，情緒不安定性パーソナリティ障害の入院治療における認知行動的関わりは，構造化された標準的認知行動療法への準備性を育てるところに相当のエネルギーが必要である。情緒不安定性パーソナリティ障害の患者はその衝動性からも，内省的に自分の認知と感情に焦点を当てることよりも，すぐさま解決のための行動に走ることが多い。そのような患者の認知行動のスタイルを尊重し，行動とその目標を患者と協力して調整することで成功体験を高めるように支援することができる場合がある。成功体験を積み重ねる中で，徐々に認知的な理解に焦点を当てることを強化していくような，シェイピング的関わりの効果が期待できるかと思われる。

文　献

1) American Psychiatric Association (2000)：Quick Reference to the Diagnostic Criteria from DSM-IV-TR. American Psychiatric Publishing, Washington DC. 高橋三郎，大野裕，染谷俊幸訳（2003）：新訂版 DSM-IV-TR 精神疾患の分類と診断の手引．医学書院，東京
2) Beck, A. T., Freeman, A., Davis, D. D. & Associates (2004)：Cognitive Therapy of

Personality Disorders, Second Edition. Guilford Press, New York
3) Demiff, L. A. & Koerner, K. (2007) : Dialectical Behavior Therapy in Clinical Practice: Applications across Disorders and Settings. Guilford Press, New York
4) Freeman, A. 遊佐安一郎監訳（1989）：認知療法入門．星和書店，東京
5) Linehan, M. M. (1993) : Cognitive-Behavioral Treatment of Borderline Personality Disorder. Guilford Press, New York. 大野裕監訳（2007）：境界性パーソナリティ障害の弁証法的行動療法——DBTによるBPDの治療．誠信書房，東京
6) Linehan, M. M. (1993) : Skills Training Manual for Treating Borderline Personality Disorder. Guilford Press, New York. 小野和哉監訳（2007）：弁証法的行動療法実践マニュアル——境界性パーソナリティ障害への新しいアプローチ．金剛出版，東京
7) Sperry, L. (2003) : Handbook of Diagnosis and Treatment of DSM-IV-TR Personality Disorders, Second Edition. Brunner-Routledge, New York
8) Young, J. E., Klosko, J. S. & Weishaar, M. E. (2003) : Schema Therapy: A Practitioner's Guide. Guilford Press, New York. 伊藤絵美監訳（2008）：スキーマ療法——パーソナリティの問題に対する統合的認知行動療法アプローチ．金剛出版，東京
9) 遊佐安一郎編（2007）：DBT＝弁証法的行動療法を学ぶ．こころのりんしょうà・la・carte 26(4)

第 6 章

認知療法中止例に学ぶ情緒不安定性パーソナリティ障害における精神療法的介入の工夫

1. はじめに

「パーソナリティ障害の認知療法」[2]というテーマを与えられ,まず頭に浮かんだのは,「それはかなり難しいだろう」ということである。認知療法に限らず,パーソナリティ障害の治療自体が難渋することは周知の事実だが,さらに「認知療法」での治療介入となると,なおいっそう,難易度が上がるように思われる。筆者が定型的な認知療法を試みたパーソナリティ障害の症例は少ないが,認知療法によって明らかな改善をみた症例はなかったといってよい。それは筆者の技量不足がひとつの要因だが,それ以外に,パーソナリティ障害の持つ疾患自体にも,認知療法の導入を阻む要素が存在すると考えられる。以下に,認知療法を導入した情緒不安定性パーソナリティ障害(以下,文中では適宜「情緒不安定性障害」と略す)の症例を提示したうえで,「パーソナリティ障害の認知療法」を考えるにあたっての留意点を考察した。なお症例記述にあたっては,匿名性保持のため本質を損なわない程度の改変を施してある。

2. 症　例

25歳女性
　元来,生理前になると気分が落ち込み,ふさぎ込むことが多かった。大学入学後,アパートで一人暮らしを開始。大学4年生時に,卒業後の進路の悩みと卒業論文作成のプレッシャーを契機として,苛々感が出現するようになった。

修士課程に進み，1年目は比較的安定していたが，研究室内の友人関係の問題を背景に，2年生時の夏頃より，気分の易変性，自傷行為，物を壊すといった衝動行為がみられるようになった．同年10月には拒食傾向が加わったため帰省し，親の勧めで近医精神科を受診．ミルナシプランを処方されたが，ふらつき，嘔気が強く服薬を中止した．11月には，大学の保健センターを受診．数回受診したが，自傷行為（手足首のリストカット，足を叩く，頭を壁にぶつける），過食，多量飲酒，市販薬と抗不安薬の多量服薬，情動不安定，付き合っている男性への過度な依存傾向などを認め，情緒不安定性パーソナリティ障害と診断された．「入院による保護的環境での治療」を勧められて12月に当科紹介となり，同月任意入院となった．

入院時（X病日）

友人の付き添いで来棟．面接では伏し目がちに小声で話すが，疎通性は良好で思路の異常なく，礼節は保たれていた．「自宅の隣人の物音がとても気になり苛々する」「人混みが怖くて，知り合いに会いたくない」「自分がどう思われているかが怖い」「独りでいることができず，彼氏がいないときは日中から薬と一緒にワインを飲むことがある」等が語られた．対人関係における過敏さの自覚があり，具体的な友人関係での葛藤を話し，さらにそのような対人関係の特徴は，母親との関わりのなかで培われてきたように思うと述べた．「母親は些細なことで突然切れて，ヒステリックに怒鳴り散らすことがたびたびある」「母親と話すときは，びくびくしながら恐る恐る喋っている．他人とも同じように，嫌われるのではないか，私より他の人と一緒にいたいのではないかと思い，人とうまく付き合うことができない」「母はヒステリーを起こした後に訳のわからない状態になって狂人のふりをする．救急車を呼ぼうとすると正気になる．私も物事から逃げて楽になろうとするところがあるので母と似ている．自分も母のようになってしまうのではないかと心配．母も嫌いだし，自分も嫌い」と語った．幼少時の記憶が曖昧であり，また「自分では2～3回手首を切ったつもりが，気がつくと10回以上切ってあったりする」「自分が『血をみると落ち着く』と話していたと彼氏に言われたが，自分は覚えていない」といった解離症状ともとれる内容が話された．

対人関係や母親との関係のなかでの葛藤が主に語られるが，具体的な悩みとしては，来春以降の進路に関する不安が大きく占めているようであった．処方は外来からの継続でペルフェナジン3mg/日，フルボキサミン75mg/日を主剤とした．

X＋3病日

「昨日は彼氏が面会に来てくれるかなあと思っていたんだけれど，来なかったので悲しくなって泣いた。リストカットしたくなって，何か切れるものがないか探した」「去年は学校をやめて働こうと思っていたが，担当の先生に励まされ，もう1年やってみることにした。でも失敗して，今は学校をやめて働こうと思っている」「すぐ死にたいという考えが出てくる。癖みたいに。具体的に，熱いお湯のなかで手を切るとか，お酒を飲んで寒いところで寝るとか」「生きるのが辛い。世のなかに絶望している」「自分がすごく駄目人間に思える。私なんか誰も好きになってくれないだろうと思う」

（そう言われたことが，これまでにありましたか？：治療者述）

「……覚えてないです」

（嫌われていると思う？）「はい」

（確信は？）「確信はないです。被害妄想みたいな……」

この面接において認知療法に関して患者に説明。導入してみることで同意したため，思考記録表を渡し，自分なりに記入してみるよう伝えた。

X＋4病日

「作業療法に行ったとき，作業をしているうちに悲しくなって薬をもらった。思考が勝手に悲しいほうに行ってしまう」「悲しくなると，後からそのことを思い出せない。ノートに書くようにしているが，見直すと自分が書いたように思えない。記憶がぼやける。私がおかしくなっているときの様子は，彼氏のほうがよく知っている」

（不安定なときの状態を洞察するのは負担になりますか？）「うーん。でも書くことは好きだから。読み返すと，そのときの記憶がよみがえるかも。作業療法のときは，見捨てられるとか，嫌われるのではといった不安が強かった」

（誰から？）「看護師さんとか，作業療法の先生とかに」

X＋7病日

提出された思考記録表を供覧しながらの面接。こちらから，「人に迷惑をかけているのでは」「人から嫌われているのでは」という思考パターンが多いのではないかと指摘。また問題の原因を母親に持っていきがちなのではと指摘したが，特に抵抗も示さず素直に頷いている。前医との面接では母親との関係を題材にすることが多かったが，そうすると自傷行為をしたくなることも多かったとのこと。認知療法では「今ここ」にある問題に焦点をあてることを説明。母親との問題は感情を揺さぶられる危険性が高いため，面接で必要以上に取り

扱うことはせず，まずは現実に起こっている問題や他の身近な人との問題を取り上げていくことを勧めた．これに関しても患者は素直に同意する．患者は「今日は，いつになく気分がよくて，こんなに気分がよいのはひさしぶり．自分の人生のなかでもめずらしい」「今なら学校に行って友人と関わることもできそうだし，そうやって訓練したほうがよいのでは」と話した．若干，気分が高揚している印象を抱かされたため，その点を指摘したが，患者はいまひとつ理解できない様子であった．

X＋8病日

本人の希望で自宅へ外出したが，自宅でリストカット，多量飲酒し，患者からの連絡で駆けつけた友人に伴われて夕方帰院した．泣きながら友人や治療者に謝罪の言葉を繰り返した．

X＋10病日

「今日は調子がよいです．退院のめどがつきました．何のために入院したんだろう，どこを変えればいいんだろうって悩むんですけど」（このままでいいと？）「いいとは思いません．死の願望が強いので．でも元気だし．このまま退院でも大丈夫ではないかと思います．どこをどう治していいのかわからない．心に余裕ができればいいのかも」（話が飛躍しているように感じるのだけれど？）「昔からそうなんです．だから話すのは苦手なんです」（今の状態はよい？）「はい．学校にも行けそうな感じ」（行ったらどうなるだろう？）「とりあえず，担当の先生に挨拶をして……．話が飛ぶんですけど，挨拶ができないんですよ．すごく苦痛．挨拶をして無視されるのが怖い．あと自分の声を聞かれるのが嫌で，大きな声を出せない」「最近すごく忘れっぽい．昨日やったことも忘れる」「私のなかに3つの部分があって，落ち込んでいる自分と，浮かれている自分と，客観的にみている自分」

話の内容が移ろいやすく，とらえどころがない．思考の転導性，解離様の記憶のあやふやさ，多重人格ともとれる言動がみられる．表情も弛緩しており，児戯的な印象．提出された思考記録表は模範的な内容で，合理的思考の項まで記入されている．

X＋12病日

実家より両親が来院．母親は患者を抱きしめようとするが，患者は泣きながらおびえ，後ずさりして拒絶する．両親，患者と面接するが，患者は泣き続け，母親が話すたびに首を振って反応するため，母親にいったん退席してもらい，患者と父親とでまずは面接．父親は冷静で状況把握も的確であり，今後の方向

性はすぐに決めずともよく，また患者の希望でよいと述べる。父親は約1カ月の入院を希望し，本人も同意。その後，患者は病室に戻りたいと述べるため帰室させ，主治医と両親とで面接。母親は患者の生活史などを話し続けて止まらず，また「先生も娘の状態は私が原因とみなしているんでしょう」「私が悪者にされている」と感情的に訴えた。そのため主治医からは，「犯人探しをするつもりはなく，誰の味方となるつもりもない」「主治医として過去をほじくりかえすつもりはなく，これから先をどうしていくか考えている」旨を伝えた。すると母親は一変して「娘のためなら私は何でもするつもりです。毎日でも来ます。あの子を受け入れて抱きしめたいんです」と述べながら泣き崩れた。患者が母親から刺激を受けているのは事実であるため，母親には距離を置いてもらい，家族の窓口は父親に一元化するよう依頼し，両親とも了承。その後，父親のみ病室で患者と会った後，両親は帰宅。面会後も患者の感情的な動揺が続くため，ハロペリドールの点滴を施行した。

X＋13病日
患者の面接希望あり。昨日の面接で，主治医が母親に「誰の味方もしない」と語ったことを知り，それが不満であった様子。主治医が中立性を保たないと，母親の被害者意識を助長するばかりで，治療が進展していかないであろうことを説明。また患者と母親の対立の構図を保つことは，患者の母親へのこだわりを強めるばかりで治療的ではないと思われる旨を伝えたところ，目立った抵抗もなく了解する。一方，患者の話す内容は拡散しがちで，唐突に「友人に会いに行って，関係を修復したほうがよいと思う」などと述べ，思考の転導性を認める。

X＋15病日
昨日から本日夕方まで外泊。自宅でリストカットしたことも報告された。

X＋17病日
「今日も気分の浮き沈みが激しかった。朝はものすごく元気で，昼頃から憂うつになった」「何で入院しているのかわからなくなった」

昨日主治医不在で，本日も外来で夕方まで面接できずにいたところ，見捨てられ不安を訴え始める。主治医への依存を口にするため，治療者を依存対象とすることは治療的でないと伝えた。その後，病棟ホールで薬のシートを使いリストカット痕をなぞっている姿がみられる。さらに消灯後，小型のはさみを持参してナースステーションを訪れ，「これで手首を切ろうとしても血が出ない」と述べる。荷物検査を行い，はさみ，ピン，針などを預かりとした。

X＋18病日

日中，不調を訴えるためハロペリドールの点滴を施行．夕方，本日付の思考記録表を持参．記録表の内容は，こちらへのアピール性の意味が含まれているようにみえる．

X＋21病日

「寂しいと手を切りたくなる．血が出ると安心する」「本を読んでいて泣いた．何だか悲しくなって．テレビでも泣いてしまうので，テレビも観ていない」「たまに食欲が止まらないことがあって，お茶やアメでごまかしている」「アパートで隣人の男性の声が聞こえると，頭を壁にぶつけたり，物を投げつけたりする」

話の一貫性が乏しく，訴えがころころと変わる．思考記録表を持参するが，内容は自らの感情や思考を治療者側に訴えるための手段となっている印象が強いため，認知療法はいったん中止することとした（これまでに全11枚，計12日分の思考記録表が提出された．記載された出来事の数は計49個で，1日最大11個．その一部を**思考記録表1〜3**に抜粋した）．

X＋22病日

「今日は調子よいです．ふわふわした感じです」

昨日と打って変わって笑顔．状態の易変性を認める．

X＋24病日

「入院となった原因のひとつは学校のこと．私も悪いけど，学校の友人たちも絶対に悪いんです」「携帯電話の音とか，音楽のベース音とかが聞こえるとパニックになって，物を叩いたりする」

思考障害とまでは言えないが思考は飛躍しがち．また聴覚過敏様の音に対する過敏さを認める．このため抗精神病薬を増量する方針とし，経口ハロペリドール2mg/日を追加した．

X＋25病日

ハロペリドール追加によるものと思われる眠気とだるさが訴えられる．一方で思考内容の拡散傾向は減じた印象がある．

X＋28病日

「だいぶ安定したと自分では思います」（気分の波は？）「ないと思う」（ふわふわした感じは？）「ないと思う．明日，学校に行ってもいいですか？　どれくらい回復したのか確認してみたいので．母親とも電話しているが，感情的になることはなくなってきた」

第6章 情緒不安定性パーソナリティ障害における精神療法的介入の工夫　87

表1　思考記録表1

日　付	状　況 不快な感情を伴う出来事	不快な感情 不安,悲しみ,落胆,怒り等 （強さ0〜100%）	自動思考 不快な感情を経験するときに心を占めている考えやイメージ	合理的反応 自動思考に代わる思考 （確信度0〜100%）
X+3病日	外出して彼と会ったとき，最初,ちょっとそっけなかった。	悲しみ。（70％） 不　安。（20％）	私と会いたくないけど、しょうがなく会ったのではないかとか、もう見捨てられて嫌われたのではないか。(80%)	
X+4病日	母と面談すると決まったこと。	恐　怖。（50％） 不　安。（20％）	とにかく怖い。怖い。(100%)	
X+5病日	たいした症状でもないのに入院している自分。	申し訳なさ。（50％） 悲しみ。（30％） 不　安。（10％）	邪魔者ではないかと心配。ほんとは迷惑がられているのじゃないか。さっさと出ろと思われているのではないか。(40%)	
	面会が終わったとき。	悲しみ。（50％） 不　安。（20％）	寂しい。もう来てくれないのではないか。寂しさで、またうつになるのではないか。(30%)	
	ホールで人が楽しそうに話しているとき。	うらやましさ。 悲しさ。 落　胆。	私はどこに行ってもなじめなくて一人だ。大勢の中で話すことができない。こわい。普通の会話ができない駄目人間。	

表2 思考記録表2

日 付	状 況 不快な感情を伴う出来事	不快な感情 不安,悲しみ,落胆,怒り等 (強さ0～100%)	自動思考 不快な感情を経験するときに心を占めている考えやイメージ	合理的反応 自動思考に代わる思考 (確信度0～100%)
X+9病日	向かいのベッドの子が退院のとき何も言わず去っていったこと。	悲しみ。(10%) さみしさ。(10%)	自分ではちょっと仲良くなったつもりだったのだけど,むこうはそうでもなかったんだなあと思った。(20%)	私はカーテンの中に閉じこもっていたから,挨拶のタイミングをのがしたのかも。(50%)
	作業療法にも付き添いが必要なこと。	ちょっと腹立つ。(5%)	酒を飲んでいなければ,ごく普通の生活ができるのに心配しすぎ。子どもじゃないんだから。(20%)	まあ,前の日のようなことがあれば当然か。(10%) それだけ大事にされてるんだなあ。(30%)
	彼氏が明日は来ないこと。	悲しみ。(10%) 落 胆。(20%)	見捨てられたのかも。 嫌われたのかも。(50%)	忙しいんだろうきっと。依存しすぎはよくないと思っているのだろう。甘えすぎはよくないな。(50%)
	明後日に研究会の忘年会があること。	どうしよう。(80%)	まだ,たくさん人がいるところは怖いし,ずっと休んでいたから,行きづらい。ていうか行きたくない。(80%)	行かない(先生と相談して決めよう)。(80%)
X+10病日	先生に,「あやうい」「ふわふわしている」と言われたこと。	そのときは,ほめ言葉と思ったが,徐々に悲しくなった。	このまま嫌われて見捨てられて,私と話をしてくれないのではないか。面倒な患者と思われてそう。(60%)	この次に話すときまでに,ちょっとでもいいから進歩させとこう。成長をみせよう。(40%)

第6章 情緒不安定性パーソナリティ障害における精神療法的介入の工夫 89

表3 思考記録表3

日 付	状 況 不快な感情を 伴う出来事	不快な感情 不安,悲しみ,落胆, 怒り等 (強さ0〜100%)	自動思考 不快な感情を経 験するときに心 を占めている考 えやイメージ	合理的反応 自動思考に 代わる思考 (確信度0〜100%)
X+18病日	手首を切っても,なかなか血が出ないこと。	落 胆。 皮膚が硬くなっている。	右手を切っても血が出ない。足でもいいから切りたい。血が出ると安心するから。	ただ皮膚の毛細血管がなくなったのだと思う。
	自分が逃げていること。	悲しみ。 落 胆。	外の社会に出るのが嫌で,入院を利用し,先にのばしていること。退院しても自殺を考えていること。	死ぬことですべてが解決する。
	断続的に繰り返す低音や,ちょっとした物音でいらいらする。	いらいら。 むかつき。	壁をなぐるか蹴るか。いらいらを振り払うため暴れている。	合理的反応なんて考えられない。
	他患者の過保護な親をみているといらいらする。	いらいら。	うらやましい,けどうっとおしそう。	過保護にされてなくても,私はこんな状態なんだし,どっちも同じようなもんだと思う。
X+19病日	むかいのベッドの家族。	むかつき,腹立つ,うるさい,いらいら。	むこうのホールで会ってほしい。うるさかった。理想的な家族のせいで落ち込んだ。	先生もいないし,合理的に考えられる余裕もない。

笑顔がみられ，表情は穏やか。会話も自然で，以前のような気分の易変性，浮ついた感じは減ってきている。本人は月末の退院を希望。

X＋31 病日

併用していたペルフェナジン，フルボキサミンを中止，ハロペリドール 2mg/日を主剤として継続。それでも日中の眠気が残るとのこと。

「一人になると寂しくてリストカットしたくなる。彼氏がいてくれないと落ち着かない。リストカットは甘えたいからやってるんです。昨日の外出で不動産屋に行って，一人で新しいアパートの契約もして，別人みたいに決断力があって。何でもできるような気になっている。もともと引っ込み思案のはずなのに」

話の内容が飛ぶことが多く，再び会話は拡散傾向。

X＋32 病日

自傷行為（リストカット）あり。昔のことを思い出して落ち着かなくなったと述べる。些細な出来事をきっかけに過剰想起して混乱しているようにみえる。

X＋36 病日

日中の眠気の訴えが続く。一方で物音に対する過敏さの訴えもある。ハロペリドール 1mg/日に減量，クロルプロマジン 75mg/日を追加とした。

X＋37 病日

友人が来院中に情動不安定となり，ハロペリドール筋注施行。

X＋38 病日

「調子悪いです」（昨日のことは？）「覚えていない。気がついたら朝でした」（注射したことは？）「覚えている。生理前はだいたいこんな感じ。人や物にあたったりする。わかりきったことは聞かれるとむきになる。それで友人とけんかになった」（ふわふわした感じは？）「全然ない」

X＋42 病日

「薬はあっていると思う。少し呂律がまわらないが，物音が気になるのはなくなった」「夢をよくみます。体を切り刻む夢や，先生が楽しく踊っていて，すぐ治る薬をくれる夢だった」

X＋45 病日

入社希望していた会社から連絡があり，修士課程修了後に就職できることになったと報告。素直に喜んでおり，気分的には上がっているが，浮ついた感じや思考のまとまらない感じは目立たない。

X＋47 病日

当初予定していたとおりこの日退院となった。

その後の経過

退院後しばらくは，過食・嘔吐や自傷行為もみられず，定期的な外来通院を継続した。退院約2カ月後に復学したが，徐々に生活リズムが狂い，昼夜逆転の生活となった。第1回入院から約5カ月後，外来処方薬1週間分をアルコールとともに多量服薬したため，第2回入院となった。

「さみしい。学校では若い子のグループができていて疎外感があります。早く退院したいです。大学の講義と実験をして，修論を書かないといけないので。実家に帰ってもいいです。家のほうが寂しくない。彼がいなかった頃は，一人でもそんなに寂しくなかったのに，今はいないと寂しい。甘えたい」と入院時に述べた。入院後，比較的すみやかに病状は安定し，また復学希望が強いため1週間で退院となった。退院時には表情もよく，こちらのアドバイスには素直に返答したが，会話は表面的で深まらなかった。退院後，外来通院を再開したが，約1カ月半の通院の後，受診は途絶えた。それ以降の経過は不明である。

3. 考　　察

本症例の概略，病態，特徴

ICD-10[29]では，情緒不安定性パーソナリティ障害を衝動型と境界型に分類している。本症例では他者に対する攻撃性はあまり目立たず，慢性的な空虚感，激しく不安定な対人関係，自傷行為の繰り返しなどが特徴的であり，衝動型よりも境界型に合致すると考えられた。入院中に行った心理検査（YG，TEG，MMPI，S-HTP，SCT，ロールシャッハ）でも，総合所見として，病態はパーソナリティ障害と評価された。聴覚過敏，思考の転導性，解離症状，被害関係念慮様の訴えもみられ，少量の抗精神病薬を使用したが，統合失調症の診断基準を満たすものではなかった。近年，DSM分類は双極II型障害の概念を導入し，双極性気分障害と気分安定薬の適用が拡大される傾向にあり，それにともない双極性気分障害とパーソナリティ障害との鑑別の必要性も指摘されている[17]。本症例経験当時は双極II型障害の概念はまだ浸透しておらず，本例に対しても気分安定薬は使用しなかった。現在，境界性パーソナリティ障害のガイドラインでは気分安定薬を症状に応じて使用することが推奨されており，本症例でも気分変動に気分安定薬が効果を示した可能性は残される。しかし本例

の気分変動は時間単位で容易に変動するものであり，情緒不安定性障害の気分変動に矛盾しないものと思われた。

　複雑性PTSDという臨床概念が，情緒不安定性障害（境界性パーソナリティ障害：BPD）の診断をめぐる問題としてとりあげられているが[5]，筆者はPTSD概念の拡大は慎重であるべきとの立場[19,21]なので，本症例でも養育環境や生活史に焦点をあてることはしていない。母親はヒステリー気質の特異なパーソナリティで，患者の母親に対する陰性感情は極めて強かったが，母親の養育と患者の病態とを関連させるような解釈は行わず，逆にそのような解釈は採用しないことを母親と患者には強調して伝えた。近年の生物学的研究の成果として，BPDの双生児研究では遺伝的要因の関与が示唆されている[6,25,26]。また家族介入に関しては，「家族を患者の病因をつくり出すある種の病理的な存在」[8]とするよりも，「治療的な機能を果たしてもらう」[8]ように家族に対して働きかけるほうが，治療的には益が大きいと考えられる。

情緒不安定性障害の認知機能障害に対する認知療法の有効性

　認知療法の有効性が確立している「うつ病の認知療法」[1]との相違を検討することで，「情緒不安定性障害の認知療法」を考えてみる。

　うつ病の認知療法では，患者が自らの思考を洞察することで，認知の歪み（非機能的，非合理的思考）を認識し，それに修正をかける（あらたに機能的思考，合理的思考を導入する）ことによって治療効果を期待する。要するに，自分の認知機能を使って，自分の認知機能の内部にある「認知の歪み」を修正しようと試みるのである。これを模式化すると図1のようになる。個々人の認知機能には，正常な機能をしている認知機能の領域（①）と，抑うつ状態などの精神症状の形成要因となっている非機能的な認知機能の領域（②）とがあり，①の機能を使うことにより②の領域を吟味し，そこに修正を加えることで治療効果を得ることが可能となる。よってこれが成立する前提は，あくまでも①の領域が十分に機能しており，かつ①の領域が②の領域を凌駕している必要がある（①＞②）。

　一方で，情緒不安定性障害では，病状が安定している時期であれば図1のような模式化が可能であるが，病状が不安定な時期では，図2のように非機能的な認知機能の領域（②'）が認知機能の中核を占めるため，機能的な認知機能の領域（①'）は圧倒され，この状態での治療効果を期待することはたいへん難しくなる（①'＜②'）。

図1 認知機能領域模式図
①>②

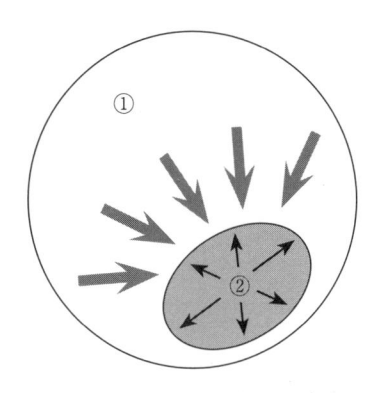

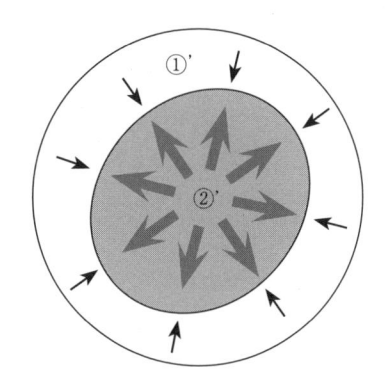

図2 認知機能領域模式図
①'<②'

　情緒不安定性障害は，統合失調症の思考障害でみられる滅裂思考のような形での認知機能障害を呈することはなく，また表面的には知性化する能力に長けているようにみえるため，認知療法が奏効するのではないかと期待を抱かされるのだが，実際はかなり難しいと言わざるを得ない．本症例においても，一見すると思考記録表の内容はたいへんよくできているのだが，それが患者自身の内省力を深め，治療効果につながったという実感は正直なところなかった．

　また内省力という点でいえば，情緒不安定性障害では，例えばメランコリー親和型性格のうつ病患者と比較して，問題を自己の内面にみようとする姿勢が希薄であるように思われる．メランコリー親和型性格の患者は，自己の内面を問題の原因とみなし，その視点を治療の動機づけとすることが多い（ただしそれが過度に強迫的となると，森田神経質のような病態を作り出すこともある[20]．また抑うつ気分への対処行動として，「考え込み型反応」と「気晴らし型反応」を比較したところ，「考え込み型反応」で抑うつ気分が高かったとの報告がある[24]．過度な内省が治療的に逆効果となる可能性を示唆しており興味深い）．情緒不安定性障害でも，自責的言動や自罰的行動は認められやすいが，一方で外部世界や他者に対する不満，攻撃性が潜在的に存在し，病状の悪化にともなってそれらが顕在化することが少なくない．

　疾病ゆえに存在する認知機能障害や内省力の問題からいっても，中等度以上の情緒不安定性障害に対する定型的な認知療法の導入は，たいへん難しいと言わざるを得ないだろう．

(注:「機能的/非機能的思考」「合理的/非合理的思考」「認知の歪み」といった用語は,すべて相対的な文脈のなかで,便宜上使用される説明概念である[23]。よって模式図にあるような明瞭な境界線が実際に存在するわけではなく,またあくまでも概念図であることを強調しておく。これに関連して,「健常者の認知のほうが楽天的な方向に歪んでいる」との指摘がなされた「抑うつリアリズム論争」[24] の存在も付記しておく)。

情緒不安定性障害に対する「認知仮説」の適否

「認知仮説」[1)7)] は,認知療法の最も基本にある治療理論であり,「感情」の前段階に「思考」の存在を仮定している。そして「思考」を操作対象とすることで,間接的に「感情」の変化を導き出そうとするのが認知療法の治療方略である。「認知仮説」が正しいか正しくないかを議論することにはあまり意味がなく,少なくともこのような仮説を前提に治療理論を構築し,それをうつ病を代表とする精神疾患に適用したところ有効性が示された,という点が重要といえる。

よって逆にいえば,情緒不安定性障害に対する定型的な認知療法の有効性が確立されないという事実は,少なくとも情緒不安定性障害に関しては,「認知仮説」が十分に適用できない可能性を示唆している。

「思考が先か,情動が先か」という命題に対して,Beck の認知療法では「思考が先」という仮説を基に治療理論が考案された(ただしその後,Beck の抑うつスキーマ仮説への批判的検討から生まれた Teasdale の理論では,「認知」と「感情」を双方向の循環モデルと捉えるようになっており[24],近年では「思考」と「感情」の相互作用が重視されている)。では「情動が先」という仮説は成立しないのであろうか。

推測の域を出ない考察だが,「情動が先」とする仮説も十分に成立するように思われる。例えば,0歳児でも喜怒哀楽の感情は明らかに存在している。そのような乳幼児期の情動は,思考力が発達する以前から既に存在する生得的なものだろう。特に「恐怖」といった情動反応は,かなり原始的な情動として生得的に備わっているようにみえる。生物学的にみれば,感情が生まれる場所は大脳辺縁系[14] と考えられ,また認知的制御といった高次機能は前頭葉,特に前頭前野が重要な役割を果たしているといわれる。発生学的に,大脳辺縁系が大脳皮質より古い脳であることを考えると,情動は思考より前に存在していると考えるほうが自然かもしれない。

しかし仮に，認知仮説とは逆に「情動が思考より先」であったとしても，論理的な思考によって情動を制御しようとする認知療法の治療理論は，前頭葉機能によって大脳辺縁系を制御しようとするヒトの生物学的方略にも似通っており，方法論的には正しいと思われる。実際，境界性パーソナリティ障害（本論でいう情緒不安定性障害）における脳の責任領域は，前頭葉-辺縁系のサーキットが中心と考えられ，辺縁系に対してトップダウンで認知的制御を行う前頭前野の機能不全が指摘されている[6)18)]。よって，前頭葉機能（認知機能）を補強することで辺縁系（情動）制御の改善をはかろうとする認知療法の基本原理は，大脳生理学的にも理に適っている。

　ただ実際に認知療法を行ってみると，情動に押し流され，思考どころではないことが少なくない。患者は治療者に，「不安」「焦燥」「怒り」「抑うつ」といった「情動」の改善を期待するだろうが，しかし情動を直接的に取り扱うことが難しいからこそ，治療者は患者の思考や理性のレベルに働きかけようと努める。「将（感情）を射んと欲すれば，先ず馬（思考）を射よ」というわけである。しかし臨床の現場では，激しい「情動」への対応に終始し，思考への介入にまで至るのはたいへん難しいというのが実情である。

情緒不安定性障害における精神療法的介入の工夫
　「情緒不安定性障害に対する認知療法」に関し，悲観的な考察ばかりしてきた。しかし，「定型的な認知療法」とはいわないまでも，「認知療法的な介入」が治療的に作用する可能性はあると思われる。少なくとも，時間とエネルギーと枠組み設定などの工夫を加えれば治療効果が得られることを，弁証法的行動療法[11)12)15)16)]は実証している。個人精神療法のレベルで，これと同じ効果を期待するのは難しいだろうが，幾つかの可能性を考えてみる。

　認知療法が，他の精神療法と異なる画期的な特徴のひとつに，「自己治療的な精神療法」であることが挙げられる。実際これまで，主にうつ病を対象とした多くの患者向け学習書が出版されてきた。そして情緒不安定性障害（もしくは境界性パーソナリティ障害）の治療に関しても，近年，病名告知と心理教育が注目されている。パーソナリティ障害の病名告知は，まだ賛否両論ある段階だろうが，現在，インターネットの普及等にともない患者自身が情報を得ることは容易となっており，啓蒙書の出版も相次いでいる[3)10)]。また「病名告知」には，疾病の「外在化」[28)]を促す作用があり，それ自体を精神療法の一技法として位置づけることもできる。情緒不安定性障害の患者では，自身の症状や

問題を内在化させる視点が希薄であり，問題を外部に見出そうとする傾向が強いが，病名告知は，自分の病状を自分自身の疾病による症状として認識させる作用があるだろう。またその一方で，外在化させるという意味では疾病を客観的な治療対象とみなすことになり，症状と距離をおくだけの余裕を持たせることも期待できる[22]。「外在化」させて「心理教育」することは，問題を外部に投影しがちな情緒不安定性障害の特徴を踏まえると，患者にとっても比較的負荷の少ない治療介入ではないかと思われる。主体的な治療参加をうながしていくことは，どのような治療法を選択するにしても必要な要素である。筆者が情緒不安定性障害（もしくは境界性パーソナリティ障害）の病名告知を行うようになったのは最近のことなので，まだ十分な知見が得られたわけではないが，断定的な言い方ではなく，「診断基準と患者の症状とを比較すると合致するものが多いと思う」といった伝え方と，最近の精神医学の動向（双極Ⅱ型障害，薬物療法，治療ガイドライン[26)27)]など）を交えて丁寧に説明すれば，病名告知によって生じる問題よりも，治療的な有益性が優るように感じられる。

　もう一点，これはパーソナリティ障害の認知療法に限った話ではないが，認知療法の非特異的要素に関する私見を述べる。認知療法は患者の「思考」を扱う精神療法と考えられているが，実のところ，認知療法の味噌は，「思考」を扱うようにみせておいて，「情動」を扱っているところにあるのではないかと感じることがある。治療者と患者が，患者の思考を様々な視点から吟味し，その過程で共感したり反発したりする情動的行為自体に治療的な意味があるのかもしれない（**追記2**）。おそらくは，情動をともなわない洞察は定着しにくいし，本質的な変化にはあまり影響を与えないように思われる。そして治療者側にその自覚があるとないのとでは，認知療法の効果も違ってくるように感じられる。例えば「目から鱗が落ちる」と形容されるような内的気づきが生じる際には，情動的な「驚愕反応」が少なからず存在しているはずである。「認知の変化」と「情動反応」は，互いに影響を及ぼし合う不可分な関係にあると考えられる。何らかの情動反応をうまく治療過程に取り入れることも，これからの認知療法には必要な視点かもしれない。また非特異的要素に関しては，「メタスキル」[13)]といった概念が参考になるかもしれない。

　「知情意」から連想して，夏目漱石の『草枕』を引用する。「智に働けば角が立つ。情に棹させば流される。意地を通せば窮屈だ。とかくに人の世は住みにくい」。

4. おわりに

　入院期間中に認知療法を導入した情緒不安定性パーソナリティ障害の症例を提示し，認知療法の適用等に関して考察を行った。表題は「認知療法中止例」としたが，あえて「認知療法失敗例」としなかったのは，患者自身が認知療法の中止を希望してきたわけではないこと，明らかな効果はみられなかったが明らかな有害事象があったわけでもなかったこと，よって「失敗例」と言い切れるものでもないと考えたためである。情緒不安定性障害の治療は，一般的にかなりの根気と時間を要するものであるが，逆にいうと時間が解決してくれる面も多い。長期予後に関しては，「時の経過と共に症状および心理社会適応双方について改善が見られる」[5]といわれ，自然経過のなかで「待つ」[9]ことも重要な視点といえる。短期的には目にみえる成果が得られずとも，あまり悲観的にならないことが治療者，患者双方に必要なスタンスと考える。「治療者は自分の介入によって大きな変化を患者に期待するのは禁物」[4]との岡野の弁をもって本稿を終わりとしたい。

追記1

　約9年前に担当した別のある患者さんが，突然，挨拶をしたいといって母親とともに，筆者の外来に来られるというエピソードが本原稿作成中にあった。情動不安，食行動異常，自傷行為，精神病様症状，無断離院，治療者や家人への攻撃，興奮など，かなり華々しい症状を呈し，境界性パーソナリティ障害と診断した患者さんで，約1カ月の入院治療と数回の外来受診を担当したが，他院への紹介希望があり，当院での治療は短期間で終結していた（当院治療前にも既に4カ所の他院精神科での治療歴があった）。かなり治療に難渋したため記憶に残るケースであったのだが，患者さんの名前をきいて顔をみてもすぐには思い出せなかった。それは現在の患者さんに，9年前，23歳時の面影がまるでなかったからである。患者さんと母親の話では，その後，病状は嘘のように軽快し，今は結婚して子どもが一人おり，また第二子を妊娠し当院産科を本日受診したため精神科にも立ち寄り，「先生は覚えておられないかもしれませんが，昔，たいへんお世話になったので，ご挨拶したいと思い伺いました」とのことであった。患者さんの礼節ある態度と柔和な表情をみて，筆者はパーソナリティ障害における長期経過の重要性を再認識した（境界性パーソナリティ障害の10年間の追跡調査では，9割近くの患者が少なくとも1回は寛解を経験していたとの報告がある）[30)31)]。それと同時に，治療から脱落した

からといって，一概に治療が失敗したと言えるものでもないのだろうと感じた．当科での治療は，とてもうまくいったと言えるものではなかったが，それでも義理に感じ，わざわざ挨拶に来て下さったところをみると，当時の治療に多少なりとも意義を感じてくれてのことであろうと思われた．

追記2

村上春樹と河合隼雄の対談集『村上春樹,河合隼雄に会いにいく』(新潮文庫) のなかで，河合隼雄が精神分析の感情転移に関して，以下のような話をしている．

「逆転移は絶対にあってはならない．そのためには，分析家は自分のことを知ってないといけないというので，分析家になるためには長いあいだ教育分析を受けなければならない．それでまったくニュートラルな状態になって分析するのだと，それが初期の頃の考え方なのです．(中略) ところが，だんだんそんなことも言っていられなくなって，もっと弱い人もわれわれは助けねばならないというふうになってくると，そんなやり方ではだめで，こちらのほうも生きた人間として，お互いに感情を持って接し合いながらそれを乗り越えていかないと，相手の人はつらくて来られない，というふうに考え方が変わって来た．こちらの逆転移ということにもちゃんと注目しながら，お互いの関係を保ちながらやっていこう，と考えるようになってきたのです．(中略) そのようにお互いに感情を出し合いながら，しかし，それをちょっと上から見たり横から見たりするように，ぼくらはしているのですね」．

精神療法の世界で，精神分析は一日の長がある．患者，治療者間の情動の扱いに関しても，精神分析学から学ぶことは少なくないと思われる．

文　献

1) Beck, A. T., Rush, A. J., Shaw, B. F. & Emery, G. (1979)：Cognitive Therapy of Depression. Guilford Press, New York. 坂野雄二監訳 (2007)：新版 うつ病の認知療法. 岩崎学術出版社，東京
2) Beck, A. T., Freeman, A. & Associates (1990)：Cognitive Therapy of Personality Disorders. Guilford Press, New York. 井上和臣監訳 (1997)：人格障害の認知療法. 岩崎学術出版社，東京
3) Bell, L. (2003)：Managing Intense Emotions and Overcoming Self-Destructive Habits: A Self-Help Manual. Taylor & Francis Books, New York. 井沢功一朗，松岡律訳 (2006)：自傷行為とつらい感情に悩む人のために——ボーダーライン・パーソナリティ障害 (BPD) のためのセルフヘルプ・マニュアル. 誠信書房，東京

4) 林直樹,岡野憲一郎 (2006)：ボーダーライン (境界性パーソナリティ障害) をめぐって. こころのりんしょう à・la・carte 25(1), 51-64
5) 細澤仁 (2006)：境界性パーソナリティ障害と複雑性 PTSD. こころのりんしょう à・la・carte 25(4), 512-516
6) 藤澤大介 (2006)：パーソナリティ障害に関する生物学的知見――境界性パーソナリティ障害の生物学的知見と精神療法理論との関連を中心に. こころのりんしょう à・la・carte 25(4), 517-523
7) 井上和臣 (1992)：認知療法への招待. 金芳堂, 京都
8) 狩野力八郎, 白波瀬丈一郎 (2006)：パーソナリティ障害と治療現場. こころのりんしょう à・la・carte 25(4), 497-506
9) 春日武彦 (2004)：援助者必携 はじめての精神科. 医学書院, 東京
10) Kreisman, J. J. (2004)：Sometimes I Act Crazy. John Wiley & Sons Inc., United States. 吉永陽子監訳 (2007)：BPD (境界性パーソナリティ障害) を生きる七つの物語. 星和書店, 東京
11) Linehan, M. M. (1993)：Cognitive-Behavioral Treatment of Borderline Personality Disorder. Guilford Press, New York. 大野裕監訳 (2007)：境界性パーソナリティ障害の弁証法的行動療法――DBT による BPD の治療. 誠信書房, 東京
12) Linehan, M. M. (1993)：Skills Training Manual for Treating Borderline Personality Disorder. Guilford Press, New York. 小野和哉監訳 (2007)：弁証法的行動療法実践マニュアル――境界性パーソナリティ障害への新しいアプローチ. 金剛出版, 東京
13) Mindell, E. (1995)：Metaskills: The Spiritual Art of Therapy. New Falcon Pubns, United States. 佐藤和子訳, 諸富祥彦監訳 (2001)：メタスキル――心理療法の鍵を握るセラピストの姿勢. コスモス・ライブラリー, 東京
14) 野村総一郎 (2008)：うつ病の真実. 日本評論社, 東京
15) 岡野憲一郎 (2006)：こんな DBT やってました ゼロから始まった私の DBT 治療. こころのりんしょう à・la・carte 25(1), 75-81
16) 小野和哉 (2005)：Dialectical Behavior Therapy (弁証法的行動療法). 精神療法 31, 300-307
17) 佐藤裕史 (2004)：「境界例」と双極性障害 II 型――見立てと治療上の留意点について. 精神療法 30, 176-185
18) Schmahl, C. & Bremner, J. D. (2006)：Neuroimaging in Borderline Personality Disorder. Journal of Psychiatric Research 40, 419-427
19) 下坂幸三 (1998)：心的外傷理論の拡大化に反対する. 精神療法 24, 332-339
20) 高橋徹, 鷲塚伸介, 今井淳子ほか (2003)：森田神経質を背景とした不安神経症に

対する認知療法的介入の工夫――認知療法における介入の方向性. 井上和臣編　認知療法ケースブック (こころの臨床 à・la・carte 22 (増刊号 2)). 星和書店, 東京
21) 高橋徹 (2004)：小精神療法における「問題の単純化」と「直接的介入」. 精神療法 30, 58-68
22) 高橋徹 (2005)：映画にみる精神療法(3)――脳の時代. こころのりんしょう à・la・carte 24(4), 501-502
23) 高橋徹 (2006)：映画にみる精神療法(5)――認知療法的映画鑑賞術. こころのりんしょう à・la・carte 25(2), 270-271
24) 丹野義彦 (2001)：エビデンス臨床心理学――認知行動理論の最前線. 日本評論社, 東京
25) Togersen, S., Lygeren, S., Oien, P. A. et al. (2000)：A Twin Study of Personality Disorders. Comprehensive Psychiatry 41, 416-425
26) 藤内栄太, 西村良二 (2006)：精神障害の治療指針 境界性パーソナリティ障害. 臨床精神医学 35 (増刊号), 193-200
27) 牛島定信ほか (2007)：境界性パーソナリティ障害治療のガイドライン作成をめぐって. 精神神経学雑誌 109, 560-591
28) White, M. (1995)：Re-Authoring Lives. Dulwich Centre Publications, Adelaide, South Australia. 小森康永, 土岐篤史訳 (2000)：人生の再著述――マイケル, ナラティヴ・セラピーを語る. IFF 出版部ヘルスワーク協会, 東京
29) World Health Organization (1992)：The ICD-10 Classification of Mental and Behavioural Disorders: Clinical Descriptions and Guidelines. World Health Organization, Geneva. 融道男, 中根允文, 小見山実監訳 (1993)：ICD-10 精神および行動の障害――臨床記述と診断ガイドライン. 医学書院, 東京
30) Zanarini, M. C., Frankenburg, F. R., Hennen, J., Reich, D. B. & Silk, K. R. (2006)：Prediction of the 10-Year Course of Borderline Personality Disorder. American Journal of Psychiatry 163, 827-832
31) Zanarini, M. C., Frankenburg, F. R., Reich, D. B., Silk, K. R., Hudson, J. I. & McSweeney, L. B. (2007)：The Subsyndromal Phenomenology of Borderline Personality Disorder: A 10-Year Follow-Up Study. American Journal of Psychiatry 164, 929-935

第 7 章

演技性パーソナリティ障害への弁証法的行動療法

1. はじめに

ICD-10 の F60.4：演技性パーソナリティ障害 Histrionic personality disorder では，以下の6つの特徴が挙げられている．
 (a) 自己の劇化，演劇的傾向，感情の誇張された表出
 (b) 他人に容易に影響を受ける被暗示性
 (c) 浅薄で不安定な感情性
 (d) 興奮，他人の評価，および自分が注目の的になるような行動を持続的に追い求めること
 (e) 不適当に扇情的な外見や行動をとること
 (f) 身体的魅力に必要以上に熱中すること
　さらに「理解されたいという熱望の持続，傷つきやすい感情，および自分の欲求達成のために他人をたえず操作する行動」とされている．ある意味分かりやすい症例では診察室に香水のにおいが充満し，その日の診療が終わるまで消えないこともある．あまりにも短いスカートも摂食障害の日常臨床で頻繁である．一方では，そのような症例の場合，その派手さの割合には通院が続くだけで徐々に治まっていくことが多い．注目を浴びることで寂しさを紛らわそうとすることが，それらの症例の行動の特徴であっても，自傷や大量服薬などによって周囲を振り回すことの方が治療者にとっては厄介である．本章の症例は F60.31 情緒不安定性（境界型）パーソナリティ障害に合致するが，上記の演技性パーソナリティ障害の (a)～(d) 項目に当てはまる．感情的な不安定さや自分の寂しさを周囲からの注意を集めることで解消しようと行動した．それを，弁証法的行動療法の対人関係や苦痛耐性のハンドアウトを渡しつつ，焦らずに「マインドフルネス」であることを促し続けた．

なお，症例を提示することを口頭で本人の了解を得ているが，本人のプライバシーを守るため，本人を特定できないように改変を加えている．

2. 症　　例

症例の背景

症　　例
20歳過ぎの女性，独身，大学4年生．

主　　訴
「大量服薬で入院中」．

家族歴
2人兄弟で弟がいる．父は大手スーパーの会社員，母は専業主婦．

生育歴，生活歴
小さいときから陽気で，みんなを笑わせていた．家族に見せる顔は別で，寂しがり屋で，誰かがそばにいないと不安であったが，しがみついている相手のことを気にし，また周りの目を気にしていた．

高校を卒業後，H市の大学に入学し，一人暮らしを始めた．サークルにも入り何人かの友人もできた．

現病歴
小さいときから人の目を気にし過ぎていた．それで高校時代から少しずつ学校での人間関係が苦しくなってきた．気分は不安定で，機嫌の良し悪しの差が激しく，学校を休んでしまうこともあるようになり，家族も疲れ果ててしまっていた．そこで本人が言い出したのを機に，家から離れるためもあり，H市にある大学に入学した．一人暮らしが始まったが，最初は福祉関係のサークルに入り恋人や多くの友人ができて，問題がないように見えていた．しかしX−3年の1回生の秋からは，頻回に過呼吸の発作を起こすようになった．そのために，幾つかのメンタルクリニックに短期間通院した後，一番，話を聞いてくれる心療内科に通院するようになった．徐々に感情の起伏が大きくなり，両腕前腕に浅い，多数の傷をつけるようにもなった．2回生のX−2年の12月からは，過食，嘔吐も時々出るようになり，パン1斤を食べて後で嘔吐を行い，大量服薬も行うようになった．通院も頻回になり，週に2回の通院だけでなく，何かあれば診療所に頻繁に電話するようになっており，心療内科の先生に依存して

しまっていた。徐々に過換気の発作，過食嘔吐，自傷の頻度が上昇し，大量服薬のためにＨ市の内科救急に３回入院をすることになった。そのたびに母親が呼び出され，遠方から迎えに行かなくてはならなかった。

　４回生になったＸ年春に，父に胃癌が見つかり手術のため入院となった。そのため実家に戻っていたが，母が買い物に行った隙にトイレに隠してあったハサミで９カ所を自傷，加えて大量服薬を行った。母が買い物から帰って発見して救急車を要請し，父が胃癌のために入院している病院の内科に入院した。数時間後には意識が自然に回復し，自傷は浅く縫合は不要であった。入院翌日のＸ年６月にそこからの紹介で本院を初診し，初診医の判断で５日後に筆者の外来を受診した。

初診（Ｘ年６月）からＸ＋１年夏まで（第33回診察まで）
初 診 時
　母親と来院した。既に内科病院からは退院しており，清楚なジーパン姿の服装で，自然な化粧をしていた。診察時には笑顔ではきはきと屈託なく話す。これまで，何度となく自傷や大量服薬を繰り返してきた病歴と，「天真爛漫」と形容するのがぴったりな笑い顔の落差は大きかった。そのことからこちらに合わせ，嫌われるのを恐れる様子が受け取れた。

　治療の枠組みについて説明し，本人に通院先を決めてもらうこととした。「病気」というよりパーソナリティの問題であるので，薬物療法は単純に不安，焦燥を押さえるだけのものであり，治療にはどうしても本人自身の行動を変えようとする努力が不可欠であることを説明した。入院しても効果的な治療はないことと，基本は外来治療であることを説明した。治療は毎週，筆者の外来へ通院し，宿題が出されそれを本人自身が実生活の中で実行していく形であることを説明した。投薬は前医の投薬を継承しつつ，種類を減らし，クロールプロマジン 30mg，フルボキサミン 150mg，フルニトラゼパム 1mg の投与を開始した。以後，投薬はクロールプロマジンをクエチアピン 150mg に置き換えることがあったが，最終的にはクロールプロマジンを頓服で 25mg か 12.5mg に，フルボキサミンをセルトラリン 100mg に置き換えた。現在は睡眠を得るための薬剤だけに徐々に減少していっている。

　当初は母に連れられてきたのか，本人自身の決心であるのか不明確であったが，毎週の通院が４回続き，徐々に自傷行為が減少していった。母親と前期試験を受けるために３週間の約束でＨ市に帰った。Ｈ市に戻ると，「大好きな」

今まで通っていた心療内科への依存に戻り，頻回に受診や電話を繰り返し，母親が迎えに行ってようやく実家に帰ってきた。それから数日後に受診し，笑顔で「家族に気を遣う」と入院を希望したが，あくまで，実生活の中で自分の行動を変えることの重要性を説明した。その日から4日間連続で大量服薬や自傷を行い，内科救急病院に連日受診した。当院に筆者の外来と違う曜日に受診し，本人自身も入院を強く希望したため精神科単科病院の閉鎖病棟に入院となり2週間後に退院してきた。その後の経過を考えると，ここで安易に入院を認めると，治療的に意味のない，出口のない長期入院に陥る可能性があった。ここで，短期間の精神科単科病院の閉鎖病棟に入院となったことは，家族がそう決断するしかない行動を起こさなくなり，その意味合いで有効であった。

退院翌日に笑顔で受診し（第7回），「入院させてもらえないことに腹が立つ」と入院を強行するための自傷や大量服薬であったことを述べた。その後，X＋1年春に卒業式に出席し実家に帰宅するまでの間（第20回診察まで），「正露丸」を多く飲んだり，浅い自傷は続いたが，精神科に入院を勧められるような行為は止んだ。期末試験や卒業式などでH市に戻るたびにH市の主治医を「○○ちゃんの声が聞きたい」と懐かしみ，頻回に受診と電話を繰り返した。さらに元の恋人に会ったり，実家に帰ることに対する抵抗感を示した。一方で，母が迎えに行かなくとも帰宅するようになった。

このような実生活での頻回の自傷や大量服薬とは対照的に，受診時には「屈託のない」笑顔で，時には周囲の看護スタッフが「軽躁状態」と間違えるほど明るい状態が継続した。しかし言葉の端々に，それが作られたものであることが伝わってくるのであった。H市にいる元の恋人や主治医に見捨てられまいと必死にしがみつくことから始まり，実家に帰ると母親にしがみつき，しがみついている自分に嫌悪し，不安となり，遠慮と自己嫌悪に陥り，浅い自傷や自殺未遂によって逃避し，そのことによってさらに見捨てられ不安や自己嫌悪が強まる悪循環を呈していた。このような行動に対して，治療者があくまで外来治療の枠内ではあるが，安易に保証せず，患者の不安や苦しみと向き合うことを示し続けた。不安や寂しさを明るく振舞うことでどんなにごまかしても，それによって周囲との距離が縮まらないばかりか，反対に表面的な関係になってしまっていた。そのような小細工をせずに，不安や寂しさを体験して，ただ時の流れに任せるだけで，自傷などに比べれば徐々にではあるが，確実に減少していくであろうことを説明した。そして，ハンドアウトなどを使いながらマインドフルネス，とくに「ただ観察しよう」の教示を繰り返した（**表1**）。この

第7章　演技性パーソナリティ障害への弁証法的行動療法　105

表1　マインドフルネス

あなたの心を把握すること：
"何が起こっているか（WHAT）"スキル

観察しよう
・体験したことを淡々と見よう。体験したことにまきこまれることなく，よく見よう。その体験には反応しないように。
・"テフロン"のような焦げつかない心を持つ。体験や感情，考えで心の中に浮かんだものを，そのまま流れていかせる。
・あなたの関心をコントロールする。しかし何を見るかをコントロールするのではない。何ごとも見逃さず，何かにこだわらない。
・関所の番人のように，あなたの心を訪れるすべての考えや感情，反応を見逃さない。
・あなた自身の中に踏みいって観察する。空に浮かぶ雲のように浮かんでは消えていく考えをじっと見よう。
・あなたの感覚——眼や耳，鼻，肌，舌——を通じて得られるものを淡々と見る。他人の反応や表現を見よう。"花のにおいを感じなさい"。

表現しよう
・体験していることを言葉に直そう。感情や考えが浮かんだり，何かをしたとき，それを認識しよう。例えば，心の中でこのように言ってみよう「悲しみが私を覆っている」「胃が締めつけられる」「こんなことはできないという考えが心に浮かんだ」「歩いている，足を前に出して，出して，出して」。
・体験に名前をつけよう。何が起こっているかを自分自身に説明しよう。あなたの感情に名前をつけてみよう。考えはただ考えと，感情はただ感情と名前をつけよう。その中身にとらわれずに。

以下省略

（Linehan, M. M.[1]より著者訳）

ようなマインドフルネスの教示が本人により理解されたかどうかは疑問であったが，治療者の逃げずに向き合う姿勢に徐々に，自分の状況を受け入れていった。そして，自傷や大量服薬も落ち着いていった。父親の病状も小康状態となり，父は復職することができたようであった。その後の経過でも，父の病状は彼女の状態に大きく影響した。父の病状は聞きにくいことであったので最後まで情報も少なく，また分かったとしても，こちらの診察では父の病状をどうすることもできないと，深くは触れなかった。後で記すように，この点は後から考えると治療者側から積極的に触れるべきであった。

X＋1年春から夏のお盆過ぎまでの第21〜33回診察では，診察のときには相変わらず，天真爛漫の明るい性格を演じていた。徐々に気持ちは落ち着き

始め，ファーストフードのアルバイトを始めた。週に数回，数時間であったが，年齢が5歳前後下の高校生の同僚に合わせるのか，年齢相応の同僚に合わせるかで揺れ動いた。高校生に合わせて一緒にカラオケに行ったりしている間は平穏であったが，徐々に人間関係が深まり，高校生たちの悩みを聞くようになるに従って，気分の上下も大きくなった。一人の子が万引きをして突然，来なくなったことを心配したり，幼少時に性的虐待を受け，現在は自傷を繰り返している子の話を途中で切れず長時間かけて聞き入り一緒に泣いてあげたりした。そうして普通の単純なアルバイトが，重く苦しいものとなっていった。初夏頃からは，高校生たちが自分たちだけで話していると自分のことを噂しているのではないかと疑うようになった。また，みんなが夏休みになって遊び始め，勤務の交代を頼んでくると断れず，急に連日の出勤となることがあった。特にお盆の頃にはまったく休みなく働くようになった。このように周りに合わせすぎて，疲れ果てていった。

　そこで，対人関係のハンドアウト（**表2**）を渡し，相手の機嫌をとり完全に相手の要望を受け入れてしまうか，断るのか，その2つに1つしかできないことを変えるように説明した。ハンドアウトには7段階が書かれていたが，とりあえず，する，しないの2段階から，する，半分だけ，しないの3段階に増やすように説明し，話し合った。周囲の頼みを受け入れられないとなるとシフトの数を減らすといった程度で済まず，急に職場を辞めてしまう，引きこもってしまうといった極端な行動や人間関係のパターンを変えるように繰り返し説明した。その場では分かりましたと言うが，実際にはまた誰かの生きていくことが苦しいという話を聞き入ってしまって，しんどくなることが続いていた。

　もう1つはマインドフルネスの教示であった。自分で自分の心を淡々と観察すること，ゆっくりと流れる時間を見つめることを教示し続けた。しかし，自分の中の寂しい気持ちに向き合うことができず，すぐにその感情を紛らわせるために天真爛漫さを装ったり，明るく振舞い話し続けたりしていたが，家に帰ると家族の目を避け，自室に引きこもった。

　定期的な通院は続くものの，このような治療的な介入はまったく無効であったかに見えた。そしてX＋1年のお盆にはH市に帰って元の恋人に会ったり，元の主治医に会ったりして，そこの看護師に優しくされたことがひどく気に入った様子で，「私は看護師になる」と言い出した。そして，突然，何の前触れもなく通院は途絶えた。

　しかし，このような治療的な介入は，その時点ではまったく無効に思えたが，

表2 対人関係のハンドアウトの一部

何を言って何をしたのか。どれだけ強く返答するかを決めよう（0〜6で）。		
↑態度を強く：トライして状況を変えようとする		
強くお願いする，強要する	6	強く断る，まったく聞かない
強くお願いする，断られると抵抗する	5	強く断る，屈服しようとしない
強くお願いする，断られると受け入れる	4	強く断る，しかし考え直してみる
試しにお願いする，断られると受け入れる	3	不満を表現する
明らかにほのめかす，断られると受け入れる	2	不満を表現する，しかしイエスと言う
少しほのめかす，断られると受け入れる	1	ためらいを表現する，しかしイエスと言う
お願いしない，ほのめかさない	0	頼まれるままにする
↓弱い態度で：状況を受け入れる		

(Linehan, M. M.[1] より著者訳)

実は無駄でなかったことが1年後に判明した。

X＋2年秋からX＋3年春まで（第34〜64回診察）

今度も唐突に，X＋2年の秋に外来を受診した。突然，来院しなくなったのはデイケアでヘルパーとして働き始め，平日には来院できなくなったためであった。あれからの1年間，平日は毎日，出勤していたのであった。このことは，初期の治療が決して無駄でなかったことを示していた。

一方で，この久しぶりの来院の原因は，職場の人間関係とばかり考えていた。事実，診察の中で繰り返し話し合われたのは，職場の上司との人間関係であった。しかし後から振り返ってみると，父親の病状が思わしくなく，再発，再入院を繰り返し始めたからであった。彼女にとってそれほど父親の存在は大きかった。このX＋2年秋からX＋3年暮れまでの第34回診察から第91回診察の間は，まさに父親の病状次第で，急上昇と急降下を繰り返していった。

これも，その時には分からなかったが，本当に来院した理由は家にいることの苦しさであった。父親の癌が再発し，入退院を繰り返すようになったことで，母も今までのように患者のことを気遣うことができなくなりつつあった。弟はその重苦しい雰囲気の中で自分を失わないようにするだけだった。そして，家庭内で一番，患者のことを気遣ってくれていた父親が自分の体のことだけで精一杯で，その余裕はなくなった。一方，常に不安感や寂しさにさいなまれている患者は，誰かにすがりつきたい欲求に駆られていた。しかし，すがる相手はなく，みんなの注意を惹くような自傷や大量服薬を認めるような雰囲気はなかった。そのために，家に居場所がないと感じるようになっていった。そこで家の外に自分の不安感を受け止めてくれる場所を探すしかなかった。

　そして職場ではいつものように明るく，天真爛漫に振舞うことしかできなかった。その結果，さらに不安となり，それから逃れるために大量服薬や自傷はしなくなったが，代わりに職場では少ししか食べず，職場の身障者トイレにこもり，嘔吐を行った。徐々に体重が下がり始め，52～53kgあった体重が50kgを切るようになった。仕事が終わった後に毎日，スポーツクラブに通い，午後6時から11時頃まで，エアロビクスなどの6本といった信じられない本数のプログラムに参加することでも体重を減らそうとした。スポーツクラブでも周りには天真爛漫な笑顔を振りまき，快活に振舞っていた。挨拶の仕方も，会話の仕方も満面の笑顔で，明るく話しかけていると思われた。その結果，店のスタッフ全員と知り合いになった。どれだけ相手を気持ちよくさせるかに一生懸命になっているようで，そうやって疲れ切ることでわずかな満足感を得ている様子であった。

　診察に来院したときに，いかにも楽しそうに，大きな声で毎日の出来事を語り，その様子は看護師たちから見ると軽躁状態にしか見えなかった。治療者は，当初はこのような行動は患者の職場の人間関係のストレスによるものであるとばかり考えていた。そこで，この人には嫌われたくない，少しでも楽しい思いをして欲しいという思いと，それによる行動を「ニコニコ病」「人喜ばせ病」と命名して，この奇妙な病気の克服に努めた。そのような明るく振舞うことによって周囲を喜ばせようとする行動は，反対に周りの警戒心をあおる結果となった。そして，こんなに喜ばせるようにしているのに，なぜ，みんなよそよそしいのかと，さらに不安をかき立てることになった。少しでも人に嫌われている兆候をみつけようものなら，みんなに見捨てられてしまうという恐怖感にさいなまれたのであった。

このようにして悪循環となっていることをいくら話し合っても，強烈な不安感や寂しさから，とりあえずは無理に明るく振舞い，その不安感を紛らわすことを止めることはできなかった。だが，そのことを話し合いに毎週のように来院したのは，自分でも自覚しており，止めて欲しかったのであろう。しかし，安易な保証は与えず，患者自身が気がついて止めてくれることを目指した。
　彼女はどうしても「病気」になりたかったのであろう。良いことではないと分かっていながら，彼女が次にとった行動はさらに体重を減らすことであった。X＋2年10月頃（第41回診察）からは，神経性食思不振症の体重を目指しているようであった。しかし，多くの摂食障害を診療している治療者から見ると，50kgをようやく切るか切らないかの体重では驚かなかった。まず，診察のたびに体重を量り，50kgを切ると母に電話する約束をした。しかし，あっという間に50kgを切り，母に電話したが，まったく気にかけなかった。それでもさらに体重を減らそうと，絶食，過食，嘔吐，スポーツクラブの入り浸りを続けるため，これ以上，体重を減らせばスポーツクラブに電話すること，さらに体重を下げれば職場に電話するという約束を母と本人とを交えて話し合った。
　さらに体重を減らそうという努力は続き，X＋2年11月（第46回診察）には47kgまで体重を減らした。ここで次の診察に48kgになっていなければ，職場に電話すると約束した。これを契機に体重は徐々に回復を始めた。そして，X＋3年3月には54kg弱まで体重は回復し，患者の神経性食思不振症になろうとする努力は終了した。
　もう1つの「現実逃避」の方法は障害年金を得る努力であり，精神障害者として生きることで，現実的な責任から逃れようとする努力であった。そこで精神障害者手帳をもらおうとする努力から始めた。母親に内緒にと言って「人間関係に悩んでいるので」，「緑の手帳（精神障害者の手帳）が欲しい」というメモを渡してきた。迷わず却下したが，今読み返しても内容は脈絡がなく，彼女がどれほど混乱し，どれほど，ただ単に現実逃避を考えていたかが分かる。
　このような現実逃避しようとする努力は，さらに患者を不安にさせ，悪循環を生じるだけであった。治療者はマインドフルネスの教示を通じて，何とか支えようと努力した。しかし，後から見返せば，X＋2年暮れからX＋3年初めにかけて父親の病状は芳しくなかったようで，空回りは激しくなった。一方で，X＋3年3月頃には父の病状は小康状態となったようで，彼女からの報告では父が常に「調子が悪い」から「調子が良い」に変わっていた。その結果，彼女の行動も次第に落ち着いていった。

今，こうやって振り返ってみると，父親の病状次第であった。しかし彼女の明るい振舞いに押されていて，その裏に隠され，情報の乏しい父の病状に目をやる余裕はなかった。本来は，父親との幼少時からの思い出や中高校時代での父との関係，そして父子関係への期待と不満など，父子関係について言語化を促し，気持ちを整理する治療方針を検討すべきであった。

X＋3年春からX＋3年暮れまで（第65〜91回診察）

後から振り返れば，父の病状が小康状態であったのは一時期で，その後，加速度的に悪化しており，それにつれて彼女の気持ちも疲れ果てていった。これはX＋3年暮れに父が他界したという事実から，今になって振り返れば分かることであって，彼女の話だけではまったく察知することはできなかった。

このような状況に，彼女の人を喜ばせようとすることへの異常な熱心さのために，行動はまとまりをなくし，何かをきっちりできるようではなくなっていった。X＋3年5月には仕事に少しずつ行けなくなり，X＋3年7月には職場の方から「来なくて良い」とまで言われるようになった。一方，彼女の過剰な明るさはますます激しくなっていった。仕事がなくなって，さらに輪をかけるように連日スポーツクラブに顔を出した。1店舗では煮詰まってきたために，他の系列の店舗にも顔を出し，「インストラクターになる」まで言い出すようになった。そのような状態では，どんな仕事も続かなかった。数回，ファーストフードの店に働いたりしたが，すぐに辞めてしまった。かといって，疲れ果てた家族の顔を見ることには耐えきれず，大きな駅の広場で自分より年下の高校生たちと話しながら一晩を過ごすようになった。また，治療者に対しても「緑の手帳」や「検査入院」，「他院に行く」と振り回しの手をゆるめなかった。だが，それはまとまりを欠いたものであったため，実際に振り回されることはなかった。

一方で，実は父の病状は進行し，衰弱し，徐々にどうすることもできない状態になっていった。頻回に入退院を繰り返し，母はその付き添いに疲れ果ててしまっていた。

治療者としては，悩みを傾聴する時間もなく，空回りを続ける彼女に対して，マインドフルネスを教示し，マインドフルネスを実際に行うように話し合っていた。それは，すぐに有効である現実逃避の手段を求めている彼女の耳には届かなかった。それでも，現実逃避をしようとする彼女に向き合う他の誰かはいなかったので，唯一，彼女の不安と空回りに向き合ってもらえるところとして，

そのまま通院が続いた。

　このようにして父親の本当の病状は治療者に分からないままであった。ようやく第90回診察で，突然，それまでの明るさとうって変わって，診察室で泣きじゃくった。そのときには，どうしてもということで，ジアゼパムの注射を行い，外来のベッドに1時間寝て帰った。しかし父の病状については深く語らず帰っていった。実は深刻な病状であり，その次の診察のとき，X＋3年暮れ，第91回診察に母だけが来院し，父の永眠が伝えられた。

X＋4年初めからX＋5年春（第92〜115回診察）

　この期間の長さと診察回数の少なさから分かるように，父が他界したX＋3年暮れから一転して診察に訪れる頻度は急激に減った。今までと違い，家に引きこもる生活が始まった。病んで痛みに苦しむ父はもはや家にはいなかった。弟も自分の大学卒業と就職という新しい未来に忙しかった。母は深く傷ついていたが生活のために働き出した。その結果，家には誰もいなくなった。家に引きこもっていても，誰も干渉しなかったし，家族は干渉する暇もないぐらい，次の未来に向かって動き始めていた。その結果，彼女には引きこもるという現実逃避を行うことができた。

　母だけの通院が数回続いた。X＋4年1月頃から徐々に通院は再開されたが，来院の頻度はずっと少なかった。今までと一転し，スポーツクラブに入り浸ることも，深夜に大きな駅の広場で見知らぬ高校生と戯れることもなく，静かに引きこもっていた。X＋4年の春に弟が出ていった後，置いていかれた焦りのためにファーストフードでアルバイトをしようと試みたが，数回で辞めてしまい，続くことはなかった。それまで，泣くことはなかったのに，X＋4年8月のお盆の頃には父のことを思い出し，そしていまだに社会に出ることのできない自分を思って，泣き崩れていた。

　このような状態に対し，苦痛耐性の「呼吸の方法」（表3）や「ラジカルアクセプタンス」（そのままで自分を受け入れること）を促した。そして，父親を思い出して泣いてしまう，その感情の方が本当の自分であること，いつも元気で楽しい子を演じることの虚しさを患者と共有することに努めた。

　そのような中，X＋4年秋〜翌年X＋5年初め（第106〜114回診察）の間，再び引きこもった状態となった。後になって振り返ってみると，その引きこもりは，身の置き所のない焦る気持ちに突き動かされそうになりながらも，静かに，静かに自分の部屋に引きこもり，そのままの自分を受け入れる作業であっ

表3　苦痛を和らげるためのハンドアウト2

> あなたの呼吸を観察しましょう
>
> 　あなたの吸ったりはいたりする呼吸に注目してみましょう。呼吸を，あなたの賢い心の中に入っていく方法として観察してみましょう。自分自身の心を把握する方法として観察してみましょう。受け入れがたい現実や争いから逃れる方法として。
>
> 　1．呼吸をする
> 　仰向けになって横になりましょう。息をそろえて，優しく，あなたの胃の動きに注目して呼吸しましょう。息を吸い始めるときに，あなたの胃は肺の下半分に空気を入れるために上にあがり出します。肺の上半分に空気が入り始めるにつれて，胸があがり始め，胃は下にさがっていきます。飽きないようにしましょう。10回続けて息をしてみましょう。息を吐くのを吸うより少し長くしてみましょう。
>
> 　2．歩くのに合わせて呼吸をはかってみましょう
> 　庭や公園，歩道をゆっくり歩きましょう。普通に息をしてみましょう。呼吸の長さ，息を吐く長さ，吸う長さを，歩数に合わせて決めましょう。2, 3分続けましょう。一歩ごとに息を吐く長さを長くしていきましょう。息を吸う時間は長くしないように。なるべく自然にしましょう。息を吸うのを長くしたくなるかどうかに注意してよく観察してみましょう。10回続けて息をしてみましょう。
>
> 　一歩ごとに息を吐くのを長くしていきましょう。息を吸うのが一歩ごとにどう変わるかを観察してみましょう。自分が一番良いと思う息を吸う時間を決めましょう。20回呼吸をしたら，普通の呼吸に戻しましょう。約5分後にもう一度息を長くする練習をしましょう。何回か息を長くする練習をしてみたら，今度は，吐く時間と吸う時間を同じにして呼吸してみましょう。決して長くせず，同じ長さで10回～20回練習して，普通の呼吸に戻りましょう。

たようだ。無理矢理，大人になろうと思わず，今のままの自分を受け入れよう，と話し合ったことと一致している。それと一致するように，この静かな引きこもりのあと自然に動き出すのであった。

　X＋5年春には来られない，との連絡があった。その後（第115回診察）にはパートながら，再び老健施設で働き出したことが分かった。自分で「成長した」と話していたが，成長したのではなく，ありのままの自分を受け入れ動き始めたのであった。

表3　苦痛を和らげるためのハンドアウト2（続き）

---

3. 呼吸を数えましょう

　床にあぐらをかいて座りましょう。床に足がつくように椅子に座りましょう。床に寝そべりましょう。散歩しましょう。息を吸うごとに「私は息を吸っている」と考えましょう。息を吐くごとに「私は息を吐いている」と考えましょう。おなかで呼吸することを忘れずに。何回呼吸しているかも考えましょう。「私は1回息を吐いている，2回吐いている」と。10回まで続けてみましょう。10回まで数えたら1回目に戻りましょう。途中で数え損ねても1回目に戻りましょう。

4. 音楽に合わせて呼吸に注意してみましょう

　何か音楽を聴いてみましょう。ゆっくり，軽く，同じように息をしてみましょう。音楽の動きや情感に注意したまま，呼吸をコントロールしましょう。音楽の中で見失わないように。呼吸と自分自身がコントロールできるまで続けましょう。

5. 会話を続けたままで呼吸に注意してみましょう

　ゆっくり，軽く，同じように息をしてみましょう。友達の言葉や自分の返答の間に呼吸に注意してみましょう。音楽のときと同じようにコントロールを続けてみましょう。

6. 呼吸に注意してみましょう

　床にあぐらをかいて座りましょう。床に足がつくように椅子に座りましょう。床に寝そべりましょう。散歩しましょう。ゆっくり優しく，胃から息を吸いましょう。「普通に息を吸っている」と感じながら。「普通に息を吐いている」と感じながら息を吐いてみましょう。

7. 心と体を休めるための呼吸

　床にあぐらをかいて座りましょう（もし仕方を知っているなら座禅をくんでみましょう）。床に足がつくように椅子に座りましょう。床に寝そべりましょう。散歩しましょう。少し微笑んでみましょう。心と体が落ち着いたら軽く息を吸って吐いてみましょう。「わたしは息を吸って，呼吸と体を軽く落ち着かせている，わたしは息を吐いて，呼吸と体を軽く落ち着かせている」と考えましょう。3回続けて呼吸をして「心と体が穏やかになっている中で息を吸っている，心と体が穏やかになっている中で息を吐いている」と考えましょう。

　可能な限り，時間の許す限りそのように意識することを5分から30分続けてみましょう。練習の始めと終わりはリラックスして優しく呼吸しましょう。止めるときには，通常の姿勢に戻る前に足の筋肉に優しく命令しましょう。立ち上がる前に数分待ちましょう。

（Linehan, M. M.[1] より著者訳）

X＋5年春からX＋7年冬（第116～161回診察）

　週に5日間，働き出したが，最初は1日に数時間であった。徐々に勤務の時

間が長くなりX＋5年8月には，終日勤務をするようになった。しかし，睡眠薬を飲んで寝ぼけて歩いて骨折したり，街頭で販売員に良い顔をしすぎてインターネットの契約をしたりしていた。周囲に好かれたい，悪く思われたくないとの思いが強く，それが職場での緊張感と，帰ったときの解放感の落差となった。それから解放されたとき，骨折したり，していた。人間関係が深まると苦しくなりX＋6年8月，X＋7年9月に，別の施設に移った。しかし別の施設に移っても正職員から働くことができており，そのような不安感とそれに伴う行動は減少している。

このような対人関係に対して，自己主張をアドバイスして，自分でも気がついているが，もう一つ実践できない状況は続いている。しかし，徐々に改善しており，終診には至っていないが，通院は1カ月～1カ月半に1回に減少している。

なお，X＋1年春に施行した半構造化面接では，社交不安障害，強迫性障害，大うつ病性障害（非定型の病像を伴う），演技性と境界性パーソナリティ障害の診断基準に合致した。

3. 考　　察

大量服薬を起こし，救急で他院の内科，それも父が癌で入院している病院に現在入院中という，こちらを驚かせるような「劇的な」登場の仕方を行った。大量服薬や自傷行為があると，治療者側としては境界性パーソナリティ障害として治療を始めてしまいがちである。しかし，初回面接時は境界性パーソナリティ障害独特の治療者としての居心地の悪さや危険な香りは感じられなかった。それよりも，一生懸命にこちらを気持ちよくさせようとするところが感じられた。一方，演技性パーソナリティ障害としては，扇情的な服装，態度は見られなかった。しかし，総合的に考慮して，「人喜ばせ病」「ニコニコ病」という明るい振舞いに隠された寂しさにどのように患者が逃げずに向き合うかがもっとも重要な点であるのは，初診の時点で明らかであった。そこで演技性パーソナリティ障害とは告知しなかったが，生き方の問題，パーソナリティの問題として自分自身の努力が不可欠であることを十分に説明して治療が始まった。

そして，まず，自傷行為や大量服薬を減らす必要があった。そこで，心の中に沸き上がる種々の陰性な感情に振り回されないことから始めた。弁証法的行

動療法では，このような行動を苦痛耐性スキルやマインドフルスキルなどのスキルの獲得により対処するようになっている。しかし，これはスキルの獲得を目指しているのではなく，むしろ，AかBかといった二者択一，白か黒かという極端な考えから，この2つを単純に合わせるのではなく，Linehan教授が弁証法的と述べるように，まったく違ったものを獲得することを目指している。これはスキルというよりも心のあり方に関わるようなものであろう。

　このようなことを目指して，マインドフルネスについて教示し，また，治療者自身も患者に対してマインドフルネスな態度であり続けた。そのような結果，大量服薬や自傷行為自身は早期になくなっていった。その意味では，治療は早期には成功したと言える。

　一方で，人に好かれたい，絶対に嫌われたくない，という思いは何年かかっても徐々にしか軽減しなかった。「ニコニコ病」「人喜ばせ病」の悪循環に関しては何度も教示し，「ニコニコ」という安全回避行動を止め，「自己主張」という不安を惹起する行動をあえて行うことの重要性を繰り返した。しかし，この部分に関して，後から振り返ってみるともっと積極的な介入をすべきであった。大量服薬や自傷行為は減少したが，「緑の手帳」要求，連日の何店舗ものスポーツクラブ通い，夜に帰らず駅で一晩中過ごすなど，派手な行動が続いた。治療者はこのような派手な行動に惑わされず，マインドフルネスな態度を続け，何かの記録用紙を渡し，思考や行動の自己監視を行うなどの介入を行っていくべきであった。

　最後になるまで，父親の病状は聞きにくいことであったこともあり，分からなかった。それを察知し，父との関係に対する思いの言語化を促すなどの方法をとるべきであった。一方，喪失に関しては，正に時間が解決してくれた。

4．おわりに

　このように，治療者がマインドフルネスな態度であり続け，見かけの激しい行動に振り回されず，患者の寂しさ，悲しみと向き合うことが治療に結びつく。それは治療者にとって困難なことであり，本来は症例検討などをしながら治療を進めるべきである。であっても，治療者がマインドフルネスであり続けることを工夫すれば，日常診療の枠内であっても治療に結びつくことを本症例は示した。

文　献

1) Linehan, M. M. (1993): Skills Training Manual for Treating Borderline Personality Disorder. Guilford Press, New York. 小野和哉監訳（2007）：弁証法的行動療法実践マニュアル――境界性パーソナリティ障害への新しいアプローチ．金剛出版，東京
2) 永田利彦（2007）：弁証法的行動療法（DBT）の登場とその衝撃――日本での実践への壁．こころのりんしょう à・la・carte 26(4)，572-583

第 8 章

神経性無食欲症を合併した
強迫性パーソナリティ障害に対する認知行動療法

1. はじめに

　神経性無食欲症の経過中に強迫性が増すことは良く知られているが，強迫性パーソナリティ障害が一義的に基盤として存在し，神経性無食欲症を併発して事例化する例も稀ではない。最近では，神経性無食欲症の 15% に強迫性パーソナリティ障害が合併していたとの報告もある[6]。神経性無食欲症治療そのものの困難性もさることながら，こうしたパーソナリティ障害の合併は，その後の経過や転帰にも大きく影響すると考えられており，治療に難渋することが多いと思われる。ここでは，拒食と痩せを中心とした神経性無食欲症制限型を呈し，その背景に強迫性パーソナリティ障害が存在した一男性例に，認知行動療法を中心とした治療アプローチを行い，その経過について詳述した。本例を通して，認知行動療法を用いた治療のあり方や工夫について若干の考察を試みたい。なお，症例の記載にあたってはプライバシーに配慮し，若干の改変を加えた。

2. 症　例

症例 A, 初診時 22 歳, 男性。

主　訴
食べられない，気力が出ない。
家族歴

特記すべき精神神経疾患の遺伝負因はなし。

既往歴

特記すべきものなし。

現病歴

元来，内向的で人と話すのは苦手。もともと不器用で要領が悪いところはあった。特に発達の遅れを指摘されたことはなく，学業成績は中程度。いじめに遭ったことはなかったが，学生時代を通してごく狭い範囲の友人付き合いに限られていたという。X－4年（18歳時），大学の夜間部に入学し単身生活を開始した。新聞奨学生だったが，ひどく多忙で負担を感じており，また友人も思うようにできなかった。実家では両親の折り合いが悪く，自分が顧みられていない気もしていた。当時，身長174cm体重64kg（対標準体重率［%SBW］；96.1%）であったが，太り過ぎと考え，筋肉質の身体に憧れてダイエットを始め，徐々に食事量が減っていった。X－1年秋に就職活動が不調で就職を断念した頃から一段と食事量が減り，57kgまで減少した。人と一緒に食事を摂ることもなくなり，体重減少に拍車がかかるようになった。また，突然泣き出すなど情動も不安定となった。

X年3月卒業後，実家に戻って生活するようになったが，家庭内では居心地が悪く感じられ，さらに体重は40kg（%SBW；60%）まで減少した。気力や集中力の低下，全身倦怠感，中途覚醒なども自覚するようになった。しかし一方では，太ることと身体が動かなくなることに不安を感じ，毎日欠かさずランニングを行っていた。過食・嘔吐することはなく，下剤の乱用も行わなかった。体重減少が続くため，家族が心配し7月にT病院受診。X年8月に当院精神科神経科へ紹介され初診した。

初期の治療経過

すぐに当院に第1回目の入院となり，中心静脈栄養（TPN）を併用した行動療法[注1)2)]を受け入れた。当初，回復は順調だったが，体重増加につれて肥

注1) 当科で行う入院治療プログラムの骨子は，オペラント技法を援用した行動療法に基づいたもので，できるだけ摂食異常を持続・強化している要因を遮断した環境下で行われる。週ごとの体重や身体所見，摂食量，精神的安定度に応じて，行動自由量と摂取カロリーを段階的に設定し拡大・増加していくようにする。状態によっては，飢餓状態から早期脱却を図り，無理のない食事摂取量からの開始を可能とするため，中心静脈栄養などの外部栄養を同意の下で初期に併用する。これらの過程の中で体験する様々な葛藤や不安に対して，患者が適切にこれらを克服できるよう具体的な援助を精神療法的に行う。

満恐怖が増大し、褥創ができるほどの激しいエクササイズがみられ、コントロールが困難だった。それでも、10カ月ほどでなんとか 53kg (%SBW；80%) まで回復し退院したが、退院後間もなくほとんど食事摂取しなくなって急激に体重減少し、1カ月後には再入院となった。これ以降、X＋1年7月～X＋1年12月、X＋3年1月～X＋3年12月、X＋4年5月～X＋4年10月と4年あまりにわたって計4回の入退院を反復した。

　いずれの入院も、行動制限によるオペラント技法を援用した行動療法が行われ、中心静脈栄養の併用を要していた。入院中にパージングや派手な行動化を来すことはなかったが、食事をはじめ種々の日常生活上のこだわりが強く、著しい肥満恐怖が一貫して存在していた。体重は%SBWの80%程度までスローペースで回復するものの、体重増加に従ってベッド上で激しく運動するなど過活動が顕著となったり、体重測定時に錘(おもり)を持ち込んだり水を多量に飲んだりといった行動が多くみられた。全般的に頑なさと感情表出の乏しさが目立ち、受動攻撃的で治療関係はなかなか深まらなかったという。さらに、家族との葛藤も強く、自宅に退院すると途端にほとんど何も摂ることができなくなり、瞬く間に%SBW；60%前後まで体重減少して再入院するパターンを繰り返していた。

　4回目の退院後も、間もなく食生活は不規則となり、2カ月で10kg近くまで体重減少した。そのため、「体重減少に歯止めをかけたい」と、この時初めて自ら希望してX＋4年12月、閉鎖病棟に第5回目の入院となった（入院時体重；41.9kg (%SBW；63%)）。

第5回目入院～主治医交代まで：体重増加期（主にオペラント技法による）

　入院時に前主治医との間で合意された治療目標として、①60kg (%SBW；90%)での退院が大目標、②病棟内のみの行動制限から開始し53kgで外出泊許可、③点滴に頼らず自力摂取（常食）による体重増加を目指すこと、④食事時間の厳守（食事開始時間を故意に遅くにずらしたり、長時間かけて摂取するなどの行動が顕著であった）、⑤体重や身体所見、行動などを総合的に評価し、毎週面接で行動範囲や食事量を決定していくとされた。

　60kgという目標には抵抗を示しつつも、「何とか入院を最後にしたいので頑張る」と述べるなど、治療に対して当初は積極的な発言がみられ、食事全量摂取により体重は僅かずつながら増加していった。しかし、治療が進むにつれ、徐々にこれまでの入院と同様、体重増加に対する不安や拒否感を強く訴えるようになり、ベッド上や病棟内でのエクササイズ（腹筋、腕立て伏せ、空気

自転車など）が激しくなった。毎週の面談時には，自らが望む行動拡大や食事の減量に関する要求をリストアップして持参し，取り引き的な対応に終始するなど治療意欲は基本的に低下し，治療は膠着状態に陥っていた。薬物は主剤であるミルナシプラン（milnaciplan）に加え，過活動に対してクエチアピン（quetiapine）が漸増されたが，特段の変化はみられなかった。

主治医交代と診断再評価

X＋4年4月，前主治医の転勤に伴い，筆者が担当医となった。この時点で体重は48kg（%SBW；72%）まで回復をしていた。これまでどおり，毎日の短時間の回診と別に，体重や食事量，血液・生化学データなどに応じて食事内容や行動範囲などの目標を双方で取り決めるための面接を週に一度，1時間以上かけて行うこととした。Aはさっそく，目標体重の下方修正や，行動拡大を強く要求した。これまでの行動療法の治療枠組みについては罰と報酬の観点で捉えがちで，面接では同様に取り引きばかりしたがった。すでに入院して5カ月あまりが経過していたが「管理されずに痩せたままでいられる病院へ転院したい」「刑務所で一生過ごしたい」などと述べ，いまだ治療の動機付けには乏しい状態だった。痩せ願望はきわめて強固で，体重増加には耐えられないと言い，その上「ナンバーワンの"アノレキシア"になりたい」と痩せ続けることに唯一の価値観を表明していた。Prochaskaら[8]のいう動機付けの段階としては，前熟考期（問題の認識なく，変化の意図なし）～熟考期（問題点の認識はあるが，行動の変化はなし）にあると考えられた。

一方，Aの生活は全般に依存的で自立性に乏しく，対人関係も希薄で客観的にみて社会的には孤立した状態であったが，少なくともそれらの点に向けて何らかの動機付けを試みようとしても，本人はあまり問題にしようとしなかった。また，長時間の強迫的な歯磨き，過度のスケジュールにしたがった行動，ほとんど聞くことのないCD収集癖，金銭に対する執着など，強迫性が全般に通底していた。痩せのためのエクササイズにしても，たとえ禁止されていようとも，一度やり始めると止まらないと述べ，人目を憚らずに棟内のエクササイズマシンやベッド上での運動をやめようとしなかった。また，面談時も頑固さと情緒性の乏しさが目立つばかりでなく，話題の細部に拘泥するため面接の焦点はぼやけがちで，長時間にわたってしまうのが常であった。

こうした行動パターンは，発病以前から持ち合わせていたらしいとのことで，母親にも幼少期からの発達歴を確認したが，広汎性発達障害などにみられるよ

うな際立ったコミュニケーションの障害等は聴取されなかった。治療開始以来，標準体重の80％以上を達成したことはないものの，これまでの経緯からある程度体重増加してもこれらの強迫性には変化がないことから，こうした特徴は，神経性無食欲症にみられる強迫性の亢進というだけでは説明がつかず，ICD-10の強迫性パーソナリティ障害の診断基準を満たすと考えられた。

信念に関する介入と新たな治療の展開

　通常の神経性無食欲症の心理教育[5]を繰り返すだけでは，動機付けは深まらないばかりか，主治医に抵抗し信念を貫くことが本人の自尊心を逆に高めるという悪循環に陥っているとも考えられた。Aは以前から，自らの心境や要求を綴ったA4一枚程度の紙を持参して主治医との面談に臨むのが常であったため，最初はこれを基に話題を設定し，認知的介入への導入を試みることとした。自分の信念を変えられるという警戒感に配慮し，Aに対しては，「これまであなたの価値観（信念）に対して私たちは，ずっと病的な考えであるという"説得"を行ってきました。けれども，その価値観について十分聞いて理解していなかったかもしれない。そこをきちんと公平に検討しない限り，あなたも治療に到底前向きになれないだろうから，そのことについて少し深めて話し合ってみませんか？　本当にあなたにとってそれが良いことなのかどうか，一緒に点検してみませんか？」と持ちかけた。Aはこのことに，少し身を乗り出して応じたため，まず，病気を続けることのプラス面とマイナス面について箇条書きにして検討してみるよう促したところ，表のような勘案表（バランスシート）が作成された（**表1**）。

　Aが意外に両面を見据えていることに驚きつつ，少なからず治療的介入が可能である手応えを感じたため，こうした認知面に対する介入を続けることとした。その際，下記のような点に重点を置きながらソクラテス的問答法を用いて介入を行った。また，Aの価値観に対しては決して否定的とならず，必ず支持も表明するように配慮した。なお，思考記録表法の使い方は経過中に教示し，状況に応じて実施することもあったが，本人はこれまで自ら通してきたスタイル（A4一枚にまとめる）の方をより好んだため，それを基にしながら必要に応じて別紙に書き出したり，図示して検討するような面接を繰り返した。その際，下記の点に重点を置いて介入を行った。

①信念には，必ずプラスとマイナスの側面の両方があること，本人自身がその間で葛藤し，両価的になっているということに目を向けられるよう援助

表1　Aが書いた「病気を続けることについて」のプラス面とマイナス面の勘案表

プラス面	マイナス面
・他人に羨望される	・非力
・同情される	・頭が働かない
・ストイックな自分が優れている	・意気阻喪する
・病気を続ける誇り	・食事のことばかり考える
・体が軽く自由	・様々なことにこだわりが増える
・治ると無価値な人間になる	・社会参画できなくなる
・人に振り返ってもらえる	・家族・友人関係が悪くなる
	・施設に居続けなければならない

する。
②現在は自我親和的と思われている種々の価値観(信念)が，飢餓等による神経性無食欲症の症状，つまり病的思考としてもたらされている可能性について検討する(自我-親和的症状のリフレーミング)。
③それら病的思考と思われるものを，本来の価値観と分けて考え，矛盾している点について検討する。
④現在の信念によって帰着するところを検討する。特に，本人が書き出したプラス面マイナス面の勘案表に沿って検討する。
⑤患者があげたプラス面が，正当なのかを客観的に検討してみる(脱中心化)。
⑥二者択一的論法に陥らず，多くのアイディアをあげ，硬直した価値観を多様化することと，その利点を検討する。

薬物としては並行してパロキセチン(paroxetine)(〜40mg/日)を漸増していった。これについても当初はやや抵抗がみられたが，徐々に「楽に物事が達成できる一つの手段・可能性」として受け入れるようになっていった。

認知的介入の継続と行動実験

こうした中，毎週わずかずつの体重増加は達成できていた。しかし，目標の53kg(%SBW；80%)へ近づくにつれ，いつもと同様の過剰な運動が目に見えて増加し，目標設定に対する抵抗感も強まっていった。しかし，上述の認知面へのアプローチを続けて1カ月ほど経つと，自身の信念について持参する紙に，「何のために痩せようとしているのか」「やはり社会参画はしたい」「自分の価値観を否定的に捉えられることは恐怖」「痩せてて"僕"。では新しい価値観

は？」などと少しずつ葛藤を表す記載がみられるようになった。

　そのような中，奇しくも5月中旬頃，運動のし過ぎで腰を痛め運動が不能となった。当初は強い不安を表明していたが，2～3週すると，運動できなくなった分，周囲の他患らと話す機会が増え，自然と輪の中に入ることが多くなった。話をしている間は体重や食事のことが忘れられ，他の楽しみを見出すという体験がもたらされた。この頃から，体重増加への不安が少し薄れ，治療に前向きに取り組む姿勢が出てきた。

　面接では，「人と関わることが増えて孤独感が減った」「運動しているより断然良い」「作業所などを足がかりに社会参画を目指したい」などと先々の希望を述べるようになった。これらを大いに支持しつつ，希望を実現させるために，必要な体重コントロールが自らできるよう，徐々に治療者主導から自律的に食事量や活動量を細かく設定してもらい，その結果どのように体重が変化するかという行動実験と結果の検証を繰り返すように働きかけた。体重増加に伴う行動拡大に対しても，活動が増えた分体重が減らないよう，食事量の増量を自ら提案するなど，これまでになかった変化が現れ始めた。本人も自分で体重維持できるのではないかという自信（自己効力感）が徐々に芽生えているように感じられた。

体重維持と行動の拡大・変化による信念の変化

　6月下旬にはついに目標としていた53kgに到達した。まずは同体重が維持できることを当面の目標とし，"社会参画"という曖昧ではあるが本人の目指す目標に沿った行動拡大を進めていった。本人から，当面の目標として作業所への通所があげられたため，これを目指すこととなった。先々を焦りがちな傾向が強かったため，行動拡大は，［母親との外出〜作業療法の回数漸増〜院外外出〜作業所］などと細かく段階的に課題を設定して進めていくこととした。段階を進めるためには体重維持がヒエラルキーの最上位で絶対条件という治療枠はそのまま堅持した。当時のノートには，「アノレキシアで培ったストイックさを社会のストレスや厳しい仕事に耐えられるようにしたい」「もうこれ以上は太りたくないと思うけれど，働くにはこの程度必要かも」「母に僕の管理人としての責任をとらせてはいけない」「重要なことはコダワリを小さくして社会での役割，価値観を築いていくことだ」「自分には神経性無食欲症から脱する力があるのではないか」「外で食べられるようになるのではないか」など，より合理的な認知への変化がみられ，新たな視界で社会を捉えている様がうか

がわれた。

行動的技法による修正の反復，再発の警告徴候の理解

　準備を経て8月中旬より，入院のまま作業所へ通う訓練を開始した。ところが，間もなくすると，作業所での作業に熱中して帰院時間が守れない上に，行動拡大で得た休日の院外外出も過密スケジュールかつ過活動気味（移動をすべて徒歩で行うなど）となっていった。その結果，漸く達成した体重も連続4週ほど減少傾向となった。作業所内で本人のミスによって大きな損失が出たことに端を発し，自身の不適応感が強まると，その傾向はさらに増し，エクササイズの再開や，金銭へのこだわり（働かないと金がなくなる→CDを買えなくなるなど）の増強，さらには肥満恐怖の再燃が認められた。こうした一連の事象に対して本人は問題視したり苦痛と感じるのではなく否認しがちで，行動制限を提案してもやや頑なに抵抗し，とにかく先へ先へと行動拡大を急ぎたがった。

　そのため，面接では「焦慮」あるいは「ゆとりのなさ」を『感情』の部分に相当するキーワードとして扱うこととし，その余裕のなさがどこから生じているのか，ゆとりがないとどうなるか，どのようにしたら余裕を持った生活ができるかを中心として話し合っていった。その際，現在の状況と対比して理解を深められるよう，発症当時のプロセスを認知モデルに沿って状況や考えを明らかにしながら図1のように概念化しながら振り返ることとした。ここで，［就職の失敗や家のゴタゴタ，自らの生活（勉強やアルバイト）の大変さ（状況）→自分はうまくやれていない，周囲は自分の大変さを理解していない（考え）→焦り，落ち込み（気持ち）→何事も徹底的にきちんとやる，スケジュールを埋める，食事をしないで痩せる（行動）→計画どおりにこなしていく自分はうまくやれている，家族をはじめ他人が自分に注目してくれる→ますます痩せる，強迫的に過ごす］といった悪循環が浮き彫りになった。そして，この悪循環が現在の状況と近似していることを共有するようにした。その上で，本来の本人の意図や目標がどこになるのかを振り返って考え，現在の方法が理に叶っているのかどうか検討していく面接を繰り返した。

　また，複数の目標があると，すべてこなそうとしたり，大切なことがおろそかとなる傾向がみられたため，目標の大まかなヒエラルキーを作り，今最優先に必要なことは何であるのか，常に優先順位を確認しながら取り組むように働きかけた（1．体重維持ができる→2．日常生活パターン（食事や活動時間）の確立→3．集団内でうまく振舞うなど）。体重変化はグラフ化して本人にモ

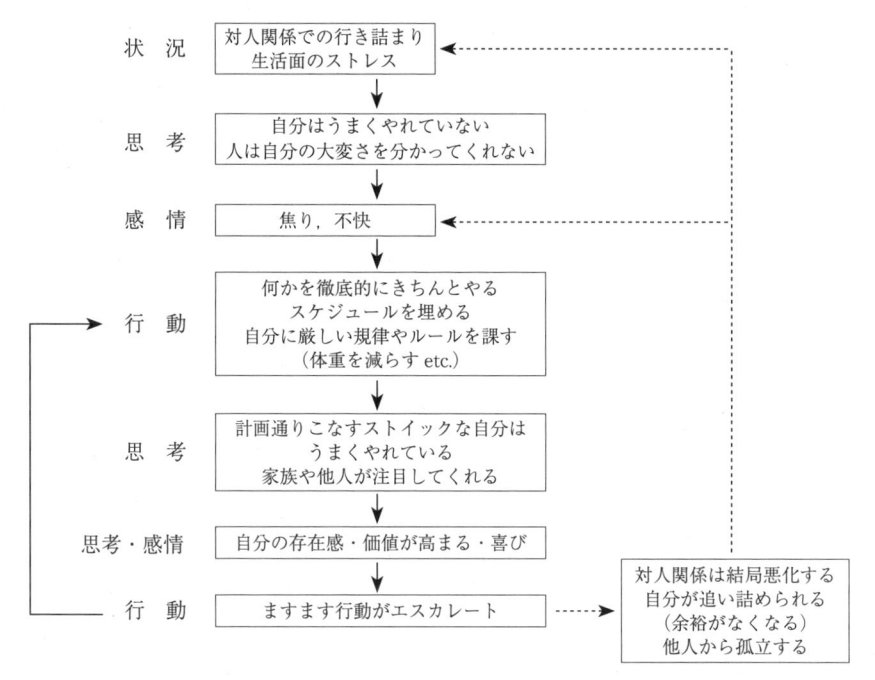

第 8 章　強迫性パーソナリティ障害に対する認知行動療法　125

```
状　況  ┌─対人関係での行き詰まり──┐
        │  生活面のストレス        │
        └──────┬──────┘ │
               ↓              │
思　考　 ┌─自分はうまくやれていない─┐│
        │人は自分の大変さを分かってくれない││
        └──────┬──────┘│
               ↓              │
感　情       焦り，不快  ←──────┤
               ↓              │
行　動  ┌─何かを徹底的にきちんとやる─┐│
 ┌→   │  スケジュールを埋める    ││
 │     │自分に厳しい規律やルールを課す││
 │     │  （体重を減らす etc.）   ││
 │     └──────┬──────┘│
 │            ↓              │
 │  思　考 ┌計画通りこなすストイックな自分は┐│
 │        │  うまくやれている       ││
 │        │家族や他人が注目してくれる   ││
 │        └──────┬──────┘│
 │            ↓              │
 │ 思考・感情 自分の存在感・価値が高まる・喜び│
 │            ↓              │
 │  行　動  ますます行動がエスカレート ┄→ 対人関係は結局悪化する
 └──────────────────      自分が追い詰められる
                                         （余裕がなくなる）
                                          他人から孤立する
```

図1　繰り返す行動パターンから作成された認知的概念化図の例

ニタリングしてもらい，減少時には本人主導で行動の修正案を考えてもらうようにした。

　その都度葛藤して決断に至らず，同じ話題でも納得するまでに通常以上に何度も面接を繰り返す必要があった。そのような場合でも，本人の社会参画したいという希望に立ち戻り，不適応的と思われる思考や行動計画に対しては，社会参加に必要な技能を身につけ社会性を持った振舞いにつなげるにはどうしたらよいか，ということを目標として話し合うことで納得する場合が多かった。少しずつ自発的に修正案を出すようになり，並行して行っていた作業療法を自主的に中止してみたり，休日の活動の見直しを行うなどすることで体重減少傾向には歯止めがかかるようになっていった。これまで自律的な取り組みで体重を増やせた体験に乏しいAにとって，このことは自己効力感を強めるのに役立ったと思われた。面接場面では，「体重が減ると困る」「絶対に痩せたくない」などの言葉さえも聞かれるようになっていった。また，それにつれて過活動傾向もやや消褪し，作業所からの帰棟が時間どおりになり，昼寝が多くなるなど，

以前にはみられなかった行動パターンが観察されるようになった。

維持期～実生活に向けた具体的取り組み

　さらに，実生活に向けて段階的に課題を達成していくことを継続した。院外での食事に関しては，まだ動揺する要素が多かったため，［院内で弁当食を摂る→作業所で同じ弁当食を摂る→作業所で外食してみる］などと慎重に進めていった。また，栄養士による栄養指導も導入し，退院後のメニューなど具体的に考えていくようにした。ところが，退院が現実的になってくるにつれ，本人からは自宅への退院について不安の声が聞かれるようになった。特に，家族内での様々な葛藤に対処する自信がないこと，病院のようにある程度食事カロリーがはっきりした食事でないと安心して食べることができないことなどについて訴えていた。

　そこで，当面の退院先として援護寮を考慮する案が浮上した。本人は，援護寮を皮切りに共同住居やグループホーム，やがては単身でのアパート生活を目指すという目標を据えるようになった。また，前述したように金銭面への不安も強く，これまで自主的に金銭管理した経験さえなかったが，母への依存からも脱却したいという想いもあり，家族とも話し合いの上で生活保護を受給し，担当者と金銭管理の訓練もしていくこととした。これについても，当初は葛藤がみられたが，ゆくゆくはアルバイトから始め，就労に繋げるという将来的な目標を立て受け入れることが可能となった。

　対人関係では，作業所内での仲間体験が発展し，話し合いや作業所内でのレクリエーションなどを重視するようになったり，病棟内で女性患者と付き合い出すなどの変化がみられた。これらは，自然に心底楽しんでいるというよりは，そうしなくては社会参画できないといったニュアンスもあったが，支持を続けた。体重もギリギリながら維持できていたため，退院先のスタッフと十分に打ち合わせをした上で，X＋5年3月退院とした。

外来での経過～日常生活での対処

　その後，外来では平均2週に一度，15～30分前後の面接が続けられた。受診時の毎回の体重測定の値を基にした枠組みの設定は維持し（体重が維持されない限り次のステップには進まない），本人の持参する日記による話題設定から，作業所や援護寮での人間関係など生活の中で起こる様々な課題や，病気が治ってしまうことへの葛藤と将来の方向性など様々な話題について，面接を繰

り返した。また，主治医の診察と並行して，援護寮で担当の精神保健福祉士と，食生活や金銭面，活動面などの細かい生活の問題について毎週面談し，その都度，アクションプランを立てるという作業を双方向的に重ねた。

退院後しばらくは未だに痩せ願望が根強く，偏食や不規則な食事等も相俟って，体重は50kg前後を行き来していたものの，地道な取り組みにより，退院2年後（X＋7年）頃から徐々に増加に転じ，60〜65kg前後で維持できるようになった。これに応じて，援護寮からグループホーム，作業所から職業訓練校などと様々な段階を経ていくこととなった。

繰り返されるパターンとスキーマへの気付き

社会的な活動が増えるにつれ，友人ができなかったり，本人のまずい振舞いで対人関係に軋轢を起こすなどの問題が生じてきた。以前はこうした対人関係の問題については否認しがちだったが，自ら不安や悩みとして診察場面で素直に表明することが多くなっていった。こうした問題を解決するために，デイケアの生活技能訓練（Social Skills Training: SST）に参加したり，地域のサッカーサークルに入るなど試みたが，実際は不調に終わることが多く，社会参画という目標に向けた動機付けは低下し，このまま一生病気でいて社会に出ない方が良いなどと葛藤するようになった。この頃にはすでに，強迫的にスケジュールをこなすということはなかったものの，逆に極端に不規則で怠惰な生活を送ってみたり，痩せの徹底的追求とまではいかずとも，散発的にダイエットを密かに試みたりといった動揺がみられていた。また，"ずぼら"になってしまった自分や仕事に踏み出せないでいる自分に葛藤するという悪循環もみられた。

面接では，社会生活や体重の維持ができていることを支持して動機付けを維持することに重点を置き，具体的で合理的な行動目標やプランについて話し合うようにした。特に，所属しているデイケアや作業所，サークルなどで人間関係に行き詰まったり問題が生じると，「辞めて相手を困らせてやろう」とか「無視して気分を害してやろう」，「痩せて身体を痛めつけてやろう」などという考えが浮かび，勝手に別の所属場所を相談なく決めてきたり，友人に攻撃的なメールを送ってしまったり，無視して関係を壊したりといった問題が繰り返されていた。詳しく訊いていくと，そうすることで，「自分の存在を知らしめなければ人は自分を軽視する」，「もし何かできないなら何もしない方が良い」とか「他人に注目され大事にされないのは耐えられない」あるいは「完璧な行動ができなければ自分には価値がない」といった信念が浮かび上がっていった。以

前の痩せの追求や強迫的な行動も，人間関係で壁にぶつかった時に自分の気持ちをうまく他人に伝えられず，その関係をさらに壊したり，別の面で注目を集めたりという代償的なものであったことについて，概念化の作業を繰り返しながら明らかにしていった。そして，どうすることが最も良い結果をもたらすかについて，ブレインストーム的にアイディアを出し検討して，自分の気持ちを相手に伝える具体的な内容や方法についても話し合うようにした。特に相手に対して気持ちを伝えるということについては，スキルが極端に乏しく，促されるだけではなかなか踏み出せないことが多かった。ここでも「自分の気持ちは人に伝わらない」という信念が前提としてみられた。そのため，診察中にあらかじめシミュレーションを行い，そのとおりやったら相手がどのように反応するのかという行動実験を勧めるなどした。自分の考えに固執がみられても，帰結点として自らの立場がかえって悪くなり，非機能的であることが経験的に納得できれば，まずい行動は取らずにすむことが多くなっていった。ただ，いくつか明らかになったスキーマについては，非機能的である点を話し合うことに留まり，それに新たに取って代わるような本格的な修正までには至らなかった。

これらの作業の繰り返しにより，X＋10年を経た現在では，Aは自分の行動パターンにより自覚的となり，作業所や職業訓練中心の生活をしながら，自らコミュニケーションを多くする努力をし，就労の道を探っている。「趣味のない人間は価値がない」という信念に基づいた収集癖は続いているものの，体重は60kg前後で安定し，強迫的な生活パターンは影を潜めている。

3. 考　　察

本例の特徴と経過

本例は，約4年間にわたるオペラント技法を主とした行動療法では十分改善し得ず，発症以来，再燃と入院治療を反復していた例であった。経過から，認知的技法により信念を捉え直す作業が動機付けの強化を促進して，行動面での変化が引き起こされ，その変化がさらに認知の変化を生むといった相補的サイクルを形成しやすくしたと考えられる。神経性無食欲症という行動異常を抱えていたがために，治療の前半では食行動や体重などに治療の目標と焦点が置かれ，治療的努力が費やされた。そして，後半になって徐々に日常生活の対人関係の中でこれまで困難だった感情体験を重ねるようになったが，様々な場面で

認知的概念化と行動計画を立てるプロセスを繰り返すことにより，徐々にコーピング・スキルを身につけ自らのスキーマに気付いていくことになった。

治療は，入院中を除けば必ずしも構造的ではなく，期間も限定的でなくかなり長期にわたっている。しかし，Beckの認知療法[1]を基本としつつ，常に認知モデルに沿って問題の分析（概念化）がなされ，認知（信念）と行動についての検討が基本理念としての協同的経験主義のもとで行われた点において，終始認知行動療法が行われたものと言って良いのではないかと思われる。さらに，あえて付け加えると，本例では常識的な家族に対する臨床上のマネジメント以外に積極的な家族介入は行われておらず，力動的解釈を加えるような操作も行ってはいない。

近年，パーソナリティ障害に対しては，YoungがBeckの認知療法の基本的特徴を踏まえながらスキーマ療法[13]を提唱しているが，本例では同療法で言う，「早期不適応的スキーマ」を以前の体験に遡って同定したり，修正するようなスタイルも取ってはいない。折衷的で構造的でないとの意見もあろうが，わが国の臨床事情を考慮すれば，現実的かつ常識的な対応の範疇であったかと思われる。とは言え，自験例を振り返ってみると，強迫性パーソナリティ障害に神経性無食欲症を合併した症例という特異性から，そこにはいくつかの臨床的示唆や工夫があったと考えられた。以下，神経性無食欲症または強迫性パーソナリティ障害に対する認知行動療法について，本例を通し考察を試みたい。

神経性無食欲症における認知行動療法について

神経性無食欲症に対する認知行動療法は，1982年にGarnerら[4]によって提唱され，その有効性が報告されてきた。しかし，本症の治療に関する無作為化治療研究はごく少なく，神経性大食症（Bulimia nervosa）における認知行動療法の有効性に比較すると，エビデンスは不足していると考えられる。摂食障害に対する認知行動療法では，いずれも，規則的な食事や，飢餓症状，パージングについての心理教育を重視し，体重や体型に関する特徴的な認知を再構成する点が軸となっている。わが国における本症の入院治療では，症例の初期治療のようにオペラント技法を主とした行動療法的対応が行われることも多いが，認知面に対する介入についての研究や報告は少ない。

実際，臨床的経験からは，特に低体重時の飢餓状態にある本症の患者の体重や体型に関連した認知を修正することは大変困難なことが多い。たとえ頭では自分の価値が体重や体型と関係ないのだと分かっていても，感情的にどうしよ

うもない，などと述べる患者が多いのは経験的事実であろう。Teasdale ら[10]はこうした点について，異なるスキーマレベルでの信念の存在を想定したモデルを提唱し，特定の否定的な考えを探し出し修正することに重きを置くよりも，むしろ首尾一貫した別の意味論的な"まとまり"を作ることの重要性を強調している。これは，例えば，食や体重に関する推論上の誤りや痩せ願望そのものに認知的介入を行うよりも，元来の対人コミュニケーションの問題や，そのことに関連する信念から成る多層的なスキーマのシステムを想定し，その合目的性に焦点を当てて介入していくことが有効であると解釈することも可能かもしれない。

神経性無食欲症においては，特に食行動や体重が改善してくると，当然，患者が本来抱えていた対人的スキルの問題等が露わとなり，このことが再発脆弱性の因子になることが往々にしてみられることは周知のとおりである。本例でも，外来治療においてはそのことがむしろ焦点となっていく展開をみせており，体重回復後の社会への再適応の段階で，認知と感情，行動との関係に気付き，コーピングを高める目的で認知的行動的介入を行うことには意義があると思われる。また，治療初期において行ったように，本症を続けることのプラス面とマイナス面についてのバランスシートを作成させるような技法は，治療の動機付けを変化させるのに有用であることが指摘されている。Vitousek ら[11]は，この利点について，①プラス面を臨床家が認めることによって，病気の危険性しか聞かされてこなかった患者の警戒心を緩和する，②プラス面マイナス面の一覧表が，病気の様々な面に関する心理教育への入り口となる，③一覧表を作成することによって，患者個々の動機の体系や病気の体験を評価できる，と述べている。本例でも，これが一つの仮説として検討していくための土台となり，回復の出発点となったとも考えられる。

ただ，その介入のタイミングについては，今後の検討が必要であろう。本例の場合には，行動療法によってある程度体重が回復し，飢餓やそれに基づく認知機能異常が緩和された時期であった可能性が考えられ，そのことが治療をスムースにしたのかもしれない。

強迫性パーソナリティ障害に対する治療的工夫について

冒頭にも述べたが，強迫性パーソナリティ障害は特に神経性無食欲症の制限型によくみられると言われる[9,12]。強迫性パーソナリティ障害にとっての摂食障害の利点としては，以下のものがあげられている。①権威あるものと考えら

れているものに対する反感と抵抗の機会となり，それを手柄（つまり体重減少）の形で自分なりに正当化できること。②不変の数字，測度，規律，規則といった予測可能な世界に退避できること。③思春期及び成人前期の対人関係から自分の身を守り，引きこもることができること[3]。こうした特徴は，本例においても良く当てはまっていたと考えられ，最終的には治療の中でそのような利点を持っていたことが本人にも理解されるようになった。

　治療導入時の工夫は，他の障害と若干趣を異にするかもしれない。彼らは感情表出に対しては抑制的で，感情を主に扱うような情緒的関わりに対しては極端に警戒的と言われる[1]。従来の心理療法によるアプローチでは容易に拒否に繋がってしまう可能性がある。したがって治療者は，感情表現に対する患者の恐怖感を尊重しつつ，患者独自の認知の世界に参加する形が望ましいと考えられている[3]。特に，独特の硬さや感情に対する不快感（情緒性の乏しさ），対人関係の軽視などは彼らの大きな特徴と言える。通常のコラム法では，本人にとっての"不快な感情"を手がかりとしてその前の認知やその後の行動を明らかにしていくのが常であるが，本例の場合には，価値観＝信念として最初に認知を直接的に同定し，取り上げることがむしろ役に立った印象がある。感情の部分を「ゆとりのなさ」というキーワードに置き換えたのも同様の理由である。初期にあまり大袈裟な感情的支持や対人関係の問題を強調せず，より事務的に当面の問題に焦点を当てることや，バランスシートの利用なども，強迫性パーソナリティ障害の特徴にとって有利であることは，Beck[1]も指摘している。

　さらに，彼らにとって安全を意味する行動の変化は，患者が耐えうるペースでゆっくり進めていく必要があった。認知面の介入に導入した頃には，その妥当性についてすぐに最初から深く検証したり，反論のための結論を急ぐことはせず，中立的で実験的な態度を徹底した。プラスとマイナスの両面を検討することで問題提起に留め，そこから生じた葛藤をゆっくり扱っていくことが，侵襲的にならずに治療関係の形成に寄与したとも考えられるのである。加えて，段階的課題設定を徹底したことも，焦りが強く二分法的思考に陥りやすい患者にとって効果的に作用した可能性がある。ただ，その過程には通常よりも多くの反復を要し，長い年月がかかった。

　行動的技法による食行動改善の後は，拒食の裏に隠され本人もなかなか気付けずにいた不適応的な認知・行動パターンに，本人自身が徐々に気付いていくという経過がみられた。特に神経性無食欲症が改善され，社会生活を拡大していくにつれ，本来の問題点である対人関係の問題が浮かび上がり，それまで否

認しがちだった感情体験への気付きとその表出につながったことは，回復の大きな転機ともなったのではないだろうか。それらを協同作業で明らかにし，解決策を具体的に考えていくという治療構造は，本人の自尊心を保護しつつ，具体的な問題解決を図る上でスムースに機能したと言えるだろう[7]。また，この際にも概念化を行って問題を焦点付け，具体的な解決策を探る方法論として問題解決技法を用いた点は，特に役立った感がある。患者は通常，様々なことで問題に直面すると，取るべき行動を決断することがなかなかできず，結局極端で現実的でない方法に走ってしまいがちであった。これも強迫性パーソナリティ障害が持っている特徴と考えられるが，問題解決技法や具体的で順序だった優先順位のヒエラルキー作成は有効な治療方略となり得たと思われた。

多職種連携と適切な治療環境構築の大切さ

ただし，本例の改善過程のすべてを認知行動療法に求めるのはいささか無理があろう。本例の場合には，家族関係のシステムに対する積極的アプローチは選択せず，退院先を援護寮にするという一見変則的な形を取った。これは段階的課題設定の一環でもあったが，とかく感情的になりやすい家族成員お互いの関係やこれまでの経過を考慮すると，食事その他の生活全般を支配的・感情的にならずに管理できる方法が必要であったことや，今後の方向性を考えると本人が自立した生活を送れるようになる方が理に叶っていると考えられたからでもある。これについては，実際狙った効果がもたらされた可能性がある。特に，担当の精神保健福祉士による丁寧な毎週の振り返りと行動計画のための面接は，まさに認知行動療法のプロセスそのものであったと想像される。事実，本人の行動に感情的に指導したり，一方的に管理を行うのでなく，合理的な行動をともに考えながらその方法を検討していく過程には，本人も安心感を表明していた。主治医との間の連携も緊密に行われたために，面接は診察によって方向付けされた大まかな枠組みに沿って行われていた。したがって外来診察では，細かい生活に関する問題や解決策の検討などにあまり時間を割く必要がなく，通常外来の比較的短時間で行い得たとも言える。もちろん，社会資源として繋がっていた作業所やデイケアなど，他の多くのスタッフの有形無形の関わりについても忘れてはならないであろう。特にパーソナリティ障害の場合には，主治医との一対一の関係だけで何とかなると考えるのはやはり非現実的であり，多職種が連携して関われるよう治療の枠組みを築いていくことの重要性はいくら強調してもしすぎることはないと考える。

4. おわりに

強迫性パーソナリティ障害を背景に神経性無食欲症を呈した一例について，治療経過を詳述し，若干の考察を加えた。熟達した治療者の目からみれば，甚だ不完全な治療に映るかもしれず，通常に比べて長い時間を要しているのかもしれないが，認知行動療法の持つ構造と基本理念を貫き，いくつかの技法を駆使することで着実に変化がみられたのだとも言えよう。ただ，その過程はスキーマを明らかにして修正するというよりは，ある青年の心理的な発達成長にゆっくりと付き添ってきた営みであって，認知行動療法は単にその形式（入り口）として利用したということなのかもしれない。認知行動療法をパーソナリティ障害の臨床における有効な手立てとして利用するためには，やはり治療者自身が自らの機能と考え方を認識した上で，誰が，誰に，どんなタイミングで，どのように働きかけていくのかという方法を考えていくという視点が欠かせないように思われるのである。

文　献

1) Beck, A. T., Freeman, A. & Associates (1990)：Cognitive Therapy of Personality Disorders. Guilford Press, New York. 井上和臣監訳（1997）：人格障害の認知療法. 岩崎学術出版社，東京
2) 傳田健三，北川信樹，嶋中昭二（1997）：Anorexia nervosa 重症例に関する臨床的研究――IVH 施行例について. 精神神経学雑誌 99, 198-214
3) Dennis, A. B. & Sansone, R. A. (1997)：Treatment of Patients with Personality Disorders. In, Handbook of Treatment for Eating Disorders, Second Edition (eds. Garner, D. M. & Garfinkel, P. E.). Guilford Press, New York, 437-449
4) Garner, D. M. & Bemis, K. M. (1982)：A Cognitive-Behavioral Approach to Anorexia Nervosa. Cognitive Therapy and Research 6, 123-150
5) Garner, D. M. (1997)：Psychoeducational Principles in Treatment. In, Handbook of Treatment for Eating Disorders, Second Edition (eds. Garner, D. M. & Garfinkel, P. E.). Guilford Press, New York, 145-177
6) Halmi, K. A., Tozzi, E., Thomton, L. M. et al. (2005)：The Relation among Perfectionism, Obsessive-Compulsive Personality Disorder and Obsessive-Compulsive

Disorder in Individuals with Eating Disorders. International Journal of Eating Disorders 38, 371-374
7) 北川信樹（2003）：ひきこもりと自殺企図を反復した回避性人格障害患者に対する認知行動療法．井上和臣編　認知療法ケースブック（こころの臨床 à·la·carte 22（増刊号2））．星和書店，東京，99-108
8) Prochaska, J. O., DiClemente, C. C. & Norcross, J. C. (1992)：In Search of How People Change: Applications to Addictive Behavior. American Psychologist 47, 1102-1114
9) Skodol, A. E., Oldham, J. M., Hyler, S. E., Kellman, H. D., Dodge, N. & Davis, M. (1993)：Comorbidity of DSM-III-R Eating Disorders and Personality Disorders. International Journal of Eating Disorders 4, 403-416
10) Teasdale, J. D. & Bernard, P. J. (1993)：Affect, Cognition, and Change: Re-Modeling Depressive Thought. Erlbaum, Hove
11) Vitousek, K. B. & Orimot, L. (1993)：Cognitive-Behavioral Models of Anorexia Nervosa, Bulimia Nervosa, and Obesity. In, Psychotherapy and Cognition (eds. Kendall, P. & Dobson, K.). Academic Press, New York, 191-243
12) Wonderlich, S. A., Swift, W. J., Slotnick, H. B. & Goodman, S. (1990)：DSM-III-R Personality Disorders in Eating Disorder Subtypes. International Journal of Eating Disorders 9, 607-616
13) Young, J. E., Klosko, J. S. & Weishaar, M. E. (2003)：Schema Therapy: A Practitioner's Guide. Guilford Press, New York. 伊藤絵美監訳（2008）：スキーマ療法――パーソナリティの問題に対する統合的認知行動療法アプローチ．金剛出版，東京

第 9 章

不登校からひきこもりを呈した青年期事例における不安性（回避性）パーソナリティ障害への介入

1. はじめに

　精神科の治療では精神症状の背後にあるパーソナリティの問題に焦点を当てて治療を行わなければならないことがしばしばある。本症例は学校不適応による不登校をきたし自傷行為が認められるに及んで精神科受診に至ったケースであり，初診時の精神症状としては不安・抑うつ症状が前景に出ていた。治療初期には不安・抑うつ症状に対して対症的に薬物療法を行いながら，家族への対応指導や環境調整を行うことによって，精神症状は短期間で改善した。しかし，それだけでは十分でなく，学校不適応をきたす原因となっていたパーソナリティの問題に取り組まなければならなかった。
　実際の治療では，まず，表面に出ている精神症状や患者が苦痛だと感じている問題に丁寧に対応していくことによって，安定した治療関係を構築することを心がけた。そして，次第に背後にある不安性（回避性）パーソナリティ障害に焦点を当てていき，認知的概念化を行い，認知療法的介入を試みた。治療は最初の数回以外は2週に1度のペースで1回50分の設定で面接を行い，全治療経過は約3年に及んだ。以下に治療経過を記述し，最後に若干の考察を加えた（注：症例の記述に際しては，個人が特定できないように論旨に差しさわりのない範囲で情報を変更していることをお断りしておく）。

2. 症　例

　症例A子は18歳の高校生であった。イライラが強く学校でリストカットをしてしまったということで当科を受診した。A子は，もともと，積極的に人と交流するタイプではなかった。中学校時代は文化系の部活に入っており，部活内では話をする友人が2〜3名いたが受け身の付き合い方であった。中学時代の成績は非常に優秀であり，高校に入学してからはさらに勉強一筋で頑張っていた。高校2年の冬頃からイライラするようになり，ときどき，物に当たることがあった。しかし，そのことを相談できるような友人はおらず，家族にも相談しなかった。成績は徐々に低下し，高校3年になってからは学校を休むようになった。途中から別室登校をするようになったが，ある日，学校でリストカットをしているところを教師に目撃され，心配した両親に連れられX年10月に当科を受診した。

　初診時の面接では患者はうつむき加減で暗い表情であった。治療者は最初患者と両親と同席で面接したが，患者がほとんど話さないため，患者と2人だけで面接することとした。受診に至るまでの経緯や困っていることについて尋ね，時間を十分にとって返答を待つようにし，受容的に応対した。そうすると，原因はよく分からないがイライラや不安があること，過食気味になっていること，夜間に途中覚醒があることが話された。イライラや不安の原因は結局はっきりしなかったが，学校でリストカットをしており，登校がかなりのストレスになっているように思われたため，無理に登校せずにしばらく自宅で療養しながら当科外来へ通院するように勧め，両親にもその旨を説明した。また，不安・抑うつ症状に対して少量の抗不安薬を処方した。

　患者との面接後に両親から補足的に情報を聴取した。患者は第3子として生まれた（兄と姉がいる）。幼児期の言語発達に問題はなく，何らかの発達障害を示唆するような発達歴は認められなかった。小・中学校時代は不登校歴もなく成績は優秀であった。子供の頃からおとなしい性格であったようだ。

　以下に治療経過を第1期から第4期に分けて記述する。

第1期（X年10月〜X＋1年1月）：良好な治療関係を構築するように努めた時期

　2回目の受診時にはイライラや不安はかなり軽減しているようであった。食

事のほうも安定してきていた。その後はリストカットはしておらず，夜間にはまだ途中覚醒があるが，以前よりよく眠れているようであった。患者はやはり自分からはあまり話さなかったが，治療者はゆったりとした雰囲気で面接することを心がけ，患者の発言に対して受容的な対応を続けたところ，何事に対しても自信が持てないことや勉強しないといけないというプレッシャーを強く感じていることが話された。また，学校は休んでいるが卒業はしたいと思っている，しかし，卒業しても社会でうまくやっていく自信がないということも話された。次の回の面接では今回の不調の原因として勉強が思うようにできなくなったことを挙げ，良い成績をとることができなくなった現在の自分は価値がないように思えると述べた。

　その後の数回の面接では，患者はイライラした気持ちをぶつけるように，親に対するネガティブな思いを話すこともあったが，治療者のアドバイスにより親が受容的な態度で患者と接するようになり，とくに父親が今まで勉強のプレッシャーをかけすぎていたことを患者に謝ってからは，逆に親に対して申し訳ないという気持ちが生じているようであった。自分の将来に対して自信が持てず，親の期待から外れてしまい生きている値打ちがないと思っていると述べた。

　同級生から取り残されるのではないかと考えて不安になることもあったが，初診時にみられた精神症状は1カ月後にはほぼ消失していた。しかし，精神症状が改善してもやはり登校できないため，次第にそのことが話題になっていった。そのうち，高校では友人がおらず孤立しており心理的に苦しかったということが話された。治療者は対人場面で緊張や不安が強くて登校できないのではないかと尋ねてみたが，患者は緊張するというわけではないと答えた。しかし，高校で孤立した原因として，人付き合いを自分から避けてきたように思うこと，子供の頃から自分を抑えて人に合わせようとしてきたが，それでも結局は親しい友人ができず，次第に孤立感を感じるようになり居場所がない感じがしていたということが話された。

　X年12月になり出席日数の心配もあり登校について患者と話し合ったところ，やはり元のクラスには行きにくいようであったため，別室登校という形で登校を再開することになった。この時期には患者の了承を得た上で治療者は親との面接も並行して行い，卒業することを目標に学校側と相談して環境調整を行った。ときどき休むこともあったが卒業の見通しも立ったため，このまま無理せず別室登校を続けて卒業を目指すようにアドバイスした。

　第1期では，面接での患者の様子や学校での回避的な行動の性質から根本的

な問題として不安性パーソナリティ障害の存在が疑われたため，治療者は患者の発言は基本的に受容する姿勢を一貫してとり続けた。治療場面で受け入れられないという体験をすると治療中断につながる恐れがあったため，その点に注意しながら面接を続けた。

第2期（X＋1年2月～X＋1年6月）：不安性パーソナリティ障害の特徴を認知療法的に理解し，認知的概念化を進めた時期

　精神症状は改善した状態が続いているが相変わらず学校では対人接触を回避しているため，そのことを面接で取り上げたところ，中学1年の頃から人とうまく付き合えないような自覚があったが，勉強に打ち込んでいたためそのようなことはあまり深刻に考えていなかったということが話された。他の人とあまり交流せず必死に勉強を頑張っていたことについてその理由を尋ねると，「勉強しないと世の中でやっていけないと思っていた」と答えた。そして，このような患者の考えに関連した過去の記憶として，患者が小学生の頃，父親が兄のことを「俺の言うとおりにしないから，レベルの低い学校にしか合格できなかったんだ」と厳しく罵っていたのを覚えており，それを側で聞いていた患者は恐怖を感じると同時に，「父親の言うとおりに頑張って勉強しないといけないんだ」と強く思ったようだ。その後も父親の学歴至上主義的な考えを何度も聞かされるうちに，「頑張って勉強して一流大学を卒業しないと駄目な人間になる」との思い込みが生じていたようだ。

　ある日の面接では，子供の頃の親の自分に対する扱いを思い出すとイライラすることがあると述べた。ここで治療者は，親が協力的であることが分かっていたため，親に対して思っていることを話してみてはどうかと勧めてみた。ある日患者は思い切って自分の気持ちを母親に話したところ，予想外によく話を聞いてくれ自分の思いを真摯に受け止めてくれたと感じたようだ。そのため母親に対するネガティブな思いは次第に修正されてきたが，一方で父親に対しては自分の気持ちを伝えるのは難しいようであった。

　父親にはネガティブなイメージしか持っていないようであったため，ある日の面接では患者の父親に対する見方を検討する目的で，父親の悪い点と良い点を思いつく限り挙げてもらうようにした。悪い点としては，学歴至上主義であること，他の人の考えを頭から否定すること，自分の考えを子供に押し付けてくることを挙げ，反対に良い点としては，酒もタバコもやらないこと，家族のためにまじめに仕事をすることを挙げた。このような介入を何度か行ううちに，

父親の良い面をも意識できるようになったようであった。

　他人とうまくやっていけないことは引き続き話題になっていた。この時期には対人場面をイメージしてもらい，そこでどのような感情と自動思考が生じているのかをいっしょに検討したり，認知療法の技法である下向き矢印法を用いながら患者の信念を探索するような介入を少しずつ続けた。そうすると，「完全に受け入れられると感じることができなければ良い関係になれない。本音を言うと嫌われるような感じがする」と思っていることが話された。つまり，患者は「自分には良いところがなく，本当の自分は人に受け入れられない」と感じているために，そのような考えを生じさせる状況を回避していたことが明らかになった。治療者はこのような信念が患者の対人不適応の基底にあることが理解できたため，次のステップとしてそのような信念の形成に寄与したと思われる過去の出来事について，自然な流れの中でときどき尋ねていくようにした。

　X＋1年3月に高校は無事卒業できたが，その後は自宅にひきこもって当科への通院以外は外出しない生活が続いた。近い将来の目標としてはアルバイトをしたいと述べたが，一方で，やはり「人が完全に自分のことを受け入れてくれると思えないとうまく付き合えないような気がする」という心配を口にした。いつからそのような考えを持つようになったのかを尋ねると，「今から考えてみると小学生の頃からそういった考えがあったように思います。それで，人に受け入れられるように自分なりに努力してきたけれど，結局は駄目だった」と述べた。また，家庭内で生じた不安と関連した自動思考として，「今は自分の調子が悪いから親は好きなことをしても良いと言ってくれて，自分を受け入れてくれているけど，元気になったら好きなことはやらせてもらえない」という考えが生じることが話された。治療者は家庭内で不安が生じたらそのときに頭に浮かんでいる考えを報告するように勧めた。

　ある日の面接で，「この数日は，将来デザイン関係の仕事をしたいと思って目標ができた気がして，気分が少し楽になっていたんです。でも，昨日そのことを母親に話したところ"需要はあるの？"と言われてショックだった」と述べた。治療者はそのときの患者の自動思考と基底にある信念，そして，それと関連した子供の頃の体験を把握するために，以下のような介入を行った。

Th：自分ではデザイン関係の仕事に興味があって，やりたいことが見つかって気持ちが楽になっていたのですね？
Pt：はい。

Th：お母さんにそのことを話したときに"需要はあるの？"と聞かれて，どんな気分だったかもう少し詳しく話してもらえませんか？
Pt：ショックを受けたというか，嫌な感じでイライラした感じでした。
Th：イライラした感じがしたのですね。そのときにどのような考えが頭に浮かんでいたか思い出せますか？
Pt："やっぱり分かってくれないんだ"と感じていたと思います。
Th：それでは，やっぱり自分の考えを受け入れてくれないという感じがして，イライラしてしまったのですね。そのときは，それからどうしたのですか？
Pt：何も言わずに，すぐに自分の部屋に行きました。
Th：そうするとその後はお母さんとは何も話さなかったのですね。
Pt：はい。
Th："やっぱり分かってくれない"と，そのときどうしてそのように思ったのでしょうか？　何か思い当たりますか？
Pt：……。
Th：以前に何かそのようなことがありましたか？　つまり，親が自分のことを分かってくれていない，自分を受け入れてくれないというような体験があったかどうか，何か思い出せることはありますか？
Pt：自分が憶えている限りでは，子供の頃から自分の言ったことはきちんと聞いてもらえないというか，受け入れてもらえなかったという気がしています。
Th：親以外の人とはどうでしたか？　例えば，小学校のクラスメートとはどうでしたか？
Pt：思い出す範囲では，クラスメートとの付き合いでも皆に無理して合わせていたように思います。皆が面白いといえば，自分では面白くないと思っていても皆に合わせて楽しそうにしていたように思います。自分の本音を出すと嫌われるんじゃないかという思いがあって，そんなことばかり気にしていたように思います。
Th：そうすると，小学生のときから"自分の本音を話しても受け入れられない"というのがあったのですね？　周りの人に合わそうとしていたのは，やはり何とかして人に受け入れられたいという気持ちがあったからでしょうか？
Pt：はい。

Th: 人に受け入れられない，ということになるとどういったことになるのでしょうか？　そのことはどのようなことを意味するのでしょうか？
Pt: "人に受け入れられない"ということは，"自分には良いところがない"ということになると思います。

　このような面接から，患者は子供の頃に自分の言ったことを親に頭ごなしに否定されたり，きちんと聞いてもらえなかった，受け入れてもらえなかったという体験が続いていたことが理解できた。そのような体験が"自分には良いところがない"，"自分は人に受け入れられない"という中核信念の形成と関連しているものと考えられた。患者はとくに中学入学後から対人接触をできるだけ避けるようになっていたが，それは，"本当の自分を知られると受け入れられないので，そうならないようにできるだけ人とかかわらないようにする"という対処法を発展させていたものと理解できた。そして，勉強に打ち込んで良い成績をとることも親や教師から肯定的な評価を受けることになり，低い自己評価を埋め合わせるように機能していたが，それだけでなく対人接触をできるだけ回避するという対処法を合理化することにもなっていたようだ。このような対処法がある程度うまく機能している間は，患者は心の安定を保つことができていたが，進学校に入学し，中学時代のように良い成績がとりにくい状況になって，非機能的な信念と関連した問題が生じてきたものと理解することができた。
　治療者は，このような理解（**図1**）を患者に説明し，問題の形成と維持についての理解を共有するように努めた。患者は治療者の説明を受け入れた。

第3期（X＋1年7月～X＋2年8月）：認知療法の技法を用いて治療的介入を続け，少しずつ非機能的な信念に対する確信度が減じてきた時期
　この時期には，"本当の私は人に受け入れられない"という信念について検討するために，治療場面でも治療者に対してそのような考えを抱くことがないかどうかをときどき尋ねてみるようにしていた。そうすると，やはりそのように思うことがあると答えたため，面接中に治療者に対する否定的な感情が生じたらそれに関連した自動思考を話してもらい，その妥当性を検討するために治療者の実際の考えを開示するような対応をとるようにした。
　X＋1年10月の面接では，自分がやりたいことをしたほうがいいと思うが，自分のやりたいようにして失敗した場合に，親から「親の言うとおりにしない

関連する幼少期の体験
・自分の思いや考えを両親に話しても，じっくりと聞いてもらえず，自分の考えを肯定的に評価され受け入れてもらったという体験が少なかった。
・両親ともに高学歴であり，「勉強をしないと駄目な人間になる」とよく言っていた。また実際に成績の悪かった兄を相当厳しく罵っているところをたびたび目撃した。一方，両親は成績が優秀であった姉には非常に好意的に接していた。

↓

中核信念
・私には良いところがない。
・私は人に受け入れられない。

↓

媒介信念：条件つきの思い込み・構え・ルール
・もし，本当の私を知れば，その人は私を受け入れないだろう。
・目立たないようにすべきである。人とかかわらないようにすれば，本当の自分を知られることもなく拒絶されることもないだろう。
・必死に勉強して良い成績をとれば，それは自分に良いところがあるという証明になり，人は私を受け入れるだろう。

↓

埋め合わせの対処戦略
・本当の自分を知られると受け入れられないので，そうならないように，できるだけ人とかかわらないようにする。
・肯定的な評価を得て人に受け入れられるように，必死に勉強して良い成績をとる。

↓

例1：人と話をしている状況
・自動思考：しゃべりすぎた。相手は私のことをつまらない人間だと思ったのではないか。
・自動思考の意味：私は人に受け入れられない。
・感　情：不安，緊張。
・行　動：人との接触をさける。

例2：良い成績をとれない状況
・自動思考：駄目だ。生きている値打ちがない。
・自動思考の意味：私には良いところがない。
・感　情：不安，落ち込み。
・行　動：学校に行くことができない。

図1　認知的概念化

からそうなるんだ」と言われるんじゃないかという考えが浮かび不安になるということが話された。このような不安は，青年期の自立にまつわる不安とも理解できるが，ここでも認知療法的に介入を行い，そのように思う根拠を問うと，「そんな気がします。今までの親の態度をみているとやっぱりそう思うというか……」と患者は答えた。そのため，治療者は親に今話した内容を直接話して実際の親の考えを確かめるように課題を出し，その結果を次回の面接でいっしょに話し合うことで，認知の歪みについて検討する作業を行うことを勧めた。この頃には患者は少しずつこのような課題を受け入れて，実践できるようになっていた。

　ある日の面接で，中学1年のときに男子生徒にイジメを受けたことがショックであったことが話された。自分はイジメを受けるような人間なんだと思いさらに自己評価を下げたようであった。しかし，そのイジメのことは親には相談できなかったという。イジメの体験はまた"自分には良いところがない""そんな自分は人に受け入れられない"という中核信念を強化し，それを埋め合わせる形で，人に嫌われないようにするには，結局のところ「人とあまり交流をしないようにするのが一番だ。そうすれば拒否される確率が低くなる」という極端な考えを強化したものと考えられた。それからのクラスメートとの付き合いはまったく表面的なものとなったようだ。親にイジメのことを話さなかった理由については「自分の子供がイジメを受けるような子供だと親に思われたくなかったのかもしれません。でも，話をしてもどうせきちんと聞いてくれないだろうというのはあったと思います」と答えた。きちんと自分の話を聞いてくれないという思い込みに対してその起源をさらにたどってみると「幼稚園の頃に仲の良い友達とケンカして，自分ではとてもショックだったので，自分一人では抱えきれずに，そのことを聞いてもらいたくて母親に話したところ，母親は話をほとんど聞いてくれず，頭ごなしに"もう，そんな子と遊ぶのはやめなさい！"と言われたのをはっきりと覚えています」と答えた。

　X＋1年12月のある面接で患者は，「自分の感情を抑えて，楽しいはずだとか，こういうふうに振舞わなければならないと考えてやっていると結局は気持ちが苦しくなってくるけど，そうしていると悩まなくてすむので良い面もある」と述べた。家族や治療者には以前よりも自分をさらけ出せるようになっているが，やはり，「本音を出すと人に受け入れられない」という思考が依然として根強いことも話された。そこでこのような信念を直接検討するために子供の頃の親との記憶に焦点を当てて治療を進めることにした。子供の頃の記憶の中で，非機

能的な信念の形成と関連しているような出来事をいくつか取り上げて，その内容を親と話し合うように勧めた．この時期にはこのような課題を出して次の面接でいっしょに結果を検討する作業を続けた．こうした介入を繰り返すうちに，次第に非機能的な信念に対する確信度が減じてきているような印象を受けた．

　X＋2年の春頃には，家庭内で生じる認知の歪みについても自分で気づいて何とか対応できるようになってきていた．ある日の面接では，父親から大工さんが屋根の修繕に来るので，きちんとしておかないといけない，と言われたときに，父親は自分がきちんとしていない（"良いところがない"）のでそのことを言っているのだ，という考えが浮かびイライラしたことが報告された．仕事もせずに家でぶらぶらしているのを暗に批判しているのだと解釈していたようだ．しかし，これまでやってきたことを思い出して，あとでそのことを父親に尋ねて真意を確かめてみたところ，父親はそのような意味で言ったのではなくて，他人が家の中に入ってくるのである程度きちんとした服装をしておいたほうが良いという意味で言ったのだと答え，「高校を卒業して家で家事手伝いをしているだけで，誰も変だとは思わないよ」と言ってくれたという．それで患者の思い込みは修正され，気分も楽になったようだ．また，母親と話しているときに年金の話になって，父親があと3年で定年退職，母親もあと4年で定年退職なのでその後は年金生活になってしまう，と何気ない話をしていたのを聞いて，自分は3年以内にきちんと自立しないといけない（"良いところがあることを証明しなければならない"）と親は思っているとの考えが浮かび，不安になり同時にイライラして母親に不機嫌な態度をとってしまったという．母親はどうして患者がイライラしているのか分からないようだったが，その後，やはりこれまでの取り組みを思い出し思い切って母親に真意を確かめてみた．そうするとそのようなことは母親はまったく思っていないということが明らかとなり，患者はびっくりすると同時に，自分の考えが必ずしも現実と合っていないことがあるということを体験することができた．「先生が言ったように言葉で直接確かめるようにしました．自分が一方的に思い込んでいるだけだというのが分かったというか……」と述べ，このような一方的な思い込みは中学や高校のときにもあったように思うと振り返った．「勝手に思い込んで，黙ってしまって，それで人を避けて……．自分の人との接し方はだいたいそんな感じでした」と振り返った．

　ある日の面接では再び過去のことが話題になった．患者が小学校低学年の頃，受験を控えていた兄に対して父親がよく"勉強しろ"と怒鳴っていた．居間で

子供たちがくつろいでいると急に大声で"勉強しろ"と怒鳴り兄の頬を叩いたことがあった。その頃，父母もよくケンカをしていたが，患者は怖かったので部屋の隅のほうで小さくなっていた。父母は急に怒り出すのでいつもビクビクしていたという。患者に対しても頭ごなしに命令するだけであったため，患者は自分は親に嫌われている，自分には良いところがないから嫌われているのだと感じていたようだ。この記憶についても親に話してみるように勧めたところ，その頃の父親は病気がちで職場でも閑職にまわされてイライラしていた頃であり，両親ともに心理的に余裕がなかった時期であったことが分かった。それを知って両親は自分を否定していたのではないということがある程度納得できたようだ。そのような話し合いをするうちに，親にも良いところもあれば悪いところもあるし，自分にもそれが当てはまるのではないかと考えられるようになってきた。

　治療開始から約2年が経過した頃には，家庭内では父母と良好な関係になり心理的にも安定していた。自分が抱いていた父親イメージや母親イメージが修正される体験をして，自分に自信がなく，自分はつまらない人間であり，そのことを他の人に知られると受け入れられないという信念に対する確信度は減じてきているようであった。人間には良い部分と悪い部分があり，患者にもその両方がある。そして悪い部分をさらけだしても人は受け入れてくれるかもしれないという別の見方が芽生えてきているようであった。

　第3期の終わり頃には心理的にゆとりが出始め，少しずつ家庭外のことに目が向き始めていた。

第4期（X＋2年9月〜X＋3年8月）：ひきこもりが改善され，現実適応が良くなった時期

　X＋2年9月には，母親といっしょに買い物に行くようになった。そこで，治療者は何か習い事をしたりして外へ出てみてはどうかと提案した。患者は人と交流を持ちたいという気持ちはあるが，習い事に行っても人とうまく付き合えないかもしれないという不安がやはりあるようで，社交場面を回避しようとする傾向は続いていた。治療者はあまり強く勧めるようなことはせず，患者のペースを尊重するように心がけながら，対人接触の少ない場所から段階的に外出するように少しずつ促していった。X＋2年12月には，家庭菜園を手伝うようになり，図書館にも出かけたりするようになりよく外出するようになった。そして，自分が将来やりたい仕事の資格をとるために専門学校の試験に申し込

みをし，思い切って面接に行くことができ見事合格できた。しかし，自分の将来に希望が出てきた反面，これまでと同様に人とうまく付き合えないのではないかという不安を口にすることも多くなったため，治療者は次のステップとして専門学校に通いながら家庭外の対人場面で非機能的な認知を検討するように勧めた。

X＋3年4月から専門学校に通い始めた。最初は対人場面で否定的な自動思考が生じやすくなっていると話し不安気な様子であったが，学校には休まず通い，否定的な自動思考に対してもこれまでやってきたことを思い出し，少し間をおいて検討することで何とか対処できていた。この頃，高校時代のクラスメートに偶然バスの中でばったり出会ったが，思ったほど動揺せずに話ができたことを喜びながら話してくれた。夜もパソコン教室に通い始め，かなり活動範囲が広がってきたため，X＋3年8月に患者と話し合い治療を終了することとした。

3. 考　察

パーソナリティ障害の患者は，自身の性格的問題の治療を希望して受診するわけではなく，不安や抑うつなどの精神症状を訴えて受診することが多い。そして，これまでの経過からその不安や抑うつがパーソナリティの問題に根ざしていることが予想されたとしても，患者にとってはその不適応的パターンはかなり以前から続いている自我親和的なものであり，どのようにしてそれが形成されてきたのか，あるいはどうすればそれを変えることができるのかということについて，患者自身はまったく分かっていないことが多い[3]。患者自身が分かっていないのであるから，治療初期の段階では，治療者はある程度のパーソナリティの特徴を推測はできたとしても，実際の面接を通じてそれを確かめ，不適応的パターンに対するある程度のまとまった理解を得るにはかなりの面接回数を必要とするだろう。したがって，治療初期には患者が困っている症状や問題に丁寧に対応していきながら面接を続け，一方で認知療法的視点から患者の問題をとらえていく作業を並行していくことになる。

パーソナリティ障害の治療の際にとくに問題となるのは，安定した治療関係を構築する際の困難である。パーソナリティにそれほど問題がない患者の場合は，治療者を信頼しすみやかに共同治療の関係に入ることができる場合が多い

が，パーソナリティ障害を持つ患者の場合は，共同治療の関係を構築するまでにかなりの時間と工夫を要することになる。この見立てを誤り，性急に標準的な認知療法のやり方を導入しようとすると，患者はそれに応じないかあるいは抵抗が生じて治療中断にいたることが多いように思われる。本格的に認知療法的介入を導入する前に相応の期間（数カ月～1年以上）を確保して，まず治療関係を安定させるように努める必要があるだろう（もちろんこの期間にも治療者は，面接室内外の情報に基づいて，認知的概念化の作業を頭の中で進めていくことになる）。

不安性パーソナリティ障害が考えられたなら，治療者は患者が自己を曝け出すことを性急に要求することがないように注意することが重要である。患者自身が治療者と親密になる準備ができるまでは，安全と思われる距離を置くのを容認するほうが長期的にみて良好な治療関係の構築に役立つだろう[4]。具体的には不安性パーソナリティ障害の患者に早い段階でホームワークなどの課題を出すのは控えたほうがよいと思われる。例えば，思考記録表の作成などの課題は否定的な感情を記録することを含むため，そのような感情をできるだけ避けようとする特性を持つ患者の場合は，十分に課題ができないことが予想され[1]，そのことで治療者から拒絶されるという不安が強まる可能性が高い。治療の早い段階で，"治療者に受け入れられないのではないか"，"本当の自分を出すと拒否されるのではないか"という不安を繰り返し体験してしまうと治療中断（回避行動）に至る可能性が高くなるため注意が必要である。

安定した治療関係が構築されてきた段階で，少しずつ認知療法的介入を進めていくことになる（安定した治療関係の基盤がないと，患者は否定的な感情を取り扱う治療介入に耐えられず，治療そのものを回避することになるだろう）。ただし，パーソナリティの問題に介入する場合は，パーソナリティの元来の定義からも分かるように短期的な治療で効果を求めるのは非現実的であり，治療は必然的に年単位の長期にわたるということをよく心に留めておく必要がある。パーソナリティ障害の治療では気分障害や不安障害の治療で用いる標準的な認知療法の技法を用いることに変わりはないが，非機能的な信念に対する介入をより重視することになるであろう[1,3]。そして，非機能的な信念の再検討を行うためにはその信念の形成過程を理解し認知的概念化を入念に行う必要がある。概念化によって，患者が自分自身の不適応的パターン（これは幼小児期には適応的に働いていた）の由来を理解することによって，治療への動機づけが可能となるのである。また，認知的概念化を患者と共有することは，その後の治療

において，否定的な感情を取り扱う治療そのものを回避しようとする行動が生じた際にも，同じ文脈で治療的に取り扱うことが可能となる。

　本症例でも治療者は最初，患者の困っている問題を丁寧に取り扱い，その過程で問題と関連している自動思考を把握するように努め，主に下向き矢印法の技法を用いて非機能的な信念を探索するような介入を行った。そして，問題を生じさせている中核信念と媒介信念，自動思考のつながりの仮説がある程度出来上がった段階で，信念の形成と関連した幼小児期の体験を掘り下げていくようにしながら認知的概念化[2]を行った。そして，出来上がった仮説を患者に分かりやすく説明することは，自我親和的な不適応的パターンを自我違和的なものとするのにも役立ったものと思われる。いったん患者がその仮説を受け入れたならその次には具体的な治療介入を進めていくことになるが，本症例ではひきこもりの期間が長かったため，治療的には家庭（面接外）と面接中に生じる認知と感情に焦点を当てる方針をとった。そして，非機能的な信念に焦点をしぼってその妥当性を検討するための行動実験を行ったり，幼小児期の記憶の再構成を行うことがとくに有効であった。また，治療場面でも本当の自分を出して，治療者に受け入れられる体験を重ねたことも有効に作用したものと思われる。最終的に患者は実際の生活場面において，自分ひとりで非機能的な信念やそれと関係した否定的な自動思考と感情を検討できるようになったのである。

　パーソナリティ障害の患者に一貫した共感的態度で治療を提供し続けるためには，治療者自身の陰性感情をうまく処理することが必要になり，いわゆる"逆転移"により治療関係が不安定になることがないように注意する必要がある。本症例のような不安性パーソナリティ障害の患者と面接していると，オドオドした様子や話がなかなか前に進まず思うように治療が進展しない状況に直面して，治療者は一方向的なコミュニケーションに陥りやすくなる。つまり，治療者は患者に対してあれこれと指示を出しすぎるようになったり，批判的な態度をとるようになったり，あるいはときには患者の考えにあからさまに反対するような対決的な姿勢をとってしまうようになるかもしれない。そうなると治療はうまく機能しなくなるし，中断のリスクが著しく高まってしまう。このような場合には治療者は自分自身の陰性感情について間をとってじっくりと検討することが大切であり，この検討には認知療法の標準的な技法を用いることができる[5][6]。このような方法で安定した治療関係を維持するように努めることが，とりもなおさず自分を他者（治療者）に曝すことに関連した患者の不安に対して共感的に理解する姿勢を維持することを可能にするし，共感的理解の姿勢が

維持できていて初めて，回避している状況に自分自身を曝していくように患者を励ますことが有効に作用するのである。

本症例は，不安性パーソナリティ障害に基づく対人不適応による不登校，ひきこもりを呈したケースであるが，パーソナリティ障害のレベルとしては比較的軽症であったように思われる。重症のパーソナリティ障害の治療については，筆者はこれまでの臨床経験から決して楽観的には考えていないが，軽症から中等症のパーソナリティ障害に対しては，認知療法のような特定の理論を用いて患者理解を深めながら，一貫した治療を長く提供することで有効な支援が十分に可能であると考えている。

最後に，精神科医療現場でパーソナリティ障害に対して認知療法的介入を行う場合に筆者が普段心がけている事柄の要点を述べると，以下のようになる。

1. 初診時の問題の性質や病歴からパーソナリティ障害が疑われたとしても，その問題を性急に取り上げるようなことはせずに，まず，患者が困っている問題を丁寧に取り扱うようにする（ここには薬物療法も含まれる）。そうすることで良好な治療関係を構築するように心がける（筆者は患者がある程度定期的に通院を続けることができた時点で，認知療法的介入を始めるほうがよいと考えている）。

2. 困っている問題をいっしょに検討していく過程で，パーソナリティの問題が浮かび上がってくるためそれを認知療法的視点から捉えるようにする。つまり，問題に関連した自動思考・感情・行動の連鎖を把握するようにしながら，自動思考に共通したテーマを探ったり，下向き矢印法などの技法を用いることによって，非機能的な信念を同定していく。面接中に治療者に対して生じる患者の感情や思考についても取り上げるようにする。

3. 中核信念や媒介信念がある程度同定できたなら，タイミングをみて，幼小児期の体験と信念の形成との関係を心理教育的に説明する。そして，非機能的な信念の形成と関連している幼小児期の体験を探索しながら認知的概念化を進めていく。治療者の頭の中にある程度まとまった仮説が出来上がった時点でそれを患者に分かりやすく伝える。

4. 仮説を共有できた後で非機能的な信念に焦点をしぼり介入していく。非機能的な信念を検証し，その確信度を減らすことを目標にして様々な認知療法の技法（ソクラテス式質問法，認知再構成法，行動実験，自己開示，幼小児期の記憶の再構成，など）を用いる。ただし，技法を用いる際にはできるだけ自

然な流れの中で用いるようにすることを心がける。

　5.　全経過を通じて，パーソナリティ障害の認知療法は長期に及ぶことを忘れないようにして，患者の非機能的な信念に焦点づけた介入を長期間にわたって根気強く続けていく。また，治療者自身に生じる陰性感情について，認知療法の技法を用いて検討することにより，安定した治療関係を維持するように努める。

文　献

1) Beck, A. T., Freeman, A. & Associates (1990): Cognitive Therapy of Personality Disorders. Guilford Press, New York. 井上和臣監訳（1997）：人格障害の認知療法．岩崎学術出版社，東京
2) Beck, J. S. (1995): Cognitive Therapy: Basic and Beyond. Guilford Press, New York. 伊藤絵美，神村栄一，藤澤大介訳（2004）：認知療法実践ガイド　基礎から応用まで——ジュディス・ベックの認知療法テキスト．星和書店，東京
3) Freeman, A. 遊佐安一郎監訳（1989）：認知療法入門．星和書店，東京
4) Freeman, A., Pretzer, J., Fleming, B. & Simon, K. M. (1990): Clinical Applications of Cognitive Therapy. Plenum, New York. 高橋祥友訳（1993）：認知療法臨床ハンドブック．金剛出版，東京
5) Persons, J. B. (1989): Cognitive Therapy in Practice: A Case Formulation Approach. W. W. Norton & Company, New York. 大野裕監訳（1993）：実践的認知療法——事例定式化アプローチ．金剛出版，東京
6) Wright, J. H., Basco, M. R. & Thase, M. E. (2006): Learning Cognitive-Behavior Therapy: An Illustrated Guide. American Psychiatric Publishing, Inc., Washington, D. C. 大野裕訳（2007）：認知行動療法トレーニングブック．医学書院，東京

第10章

不安性（回避性）パーソナリティ障害の認知療法
—— 自責と拒絶の怖れを訴える女性への，認知的概念化と介入 ——

1. はじめに

　本章では不安性（回避性）パーソナリティ障害の症例を紹介する。副題にあるように本クライエントは自責と拒絶の怖れを強く持っており，それがそのまま不安性（回避性）パーソナリティ障害の信念（スキーマ）に繋がっている。症例の経過と，信念（スキーマ）を中心とした認知的概念化，および信念（スキーマ）を修正する介入について論じたい。
　なお，本症例はクライエントの許可を得て記載しているが，匿名性を保つため，内容に影響のない程度に若干事実関係を変えていることをお断りしておきたい。

2. 症　　例

患　者
A子，27歳（初診時），無職（初診時，現在は派遣社員）。

主　訴
うつ，不安，過呼吸，自傷。

原家族
某県に父親（62歳），母親（61歳）が在住している。4歳下の弟がいたが，5年前に事故で死亡している。A子が15歳（中学2年）時，母方祖母が自殺している。
患者は現在，出身県を離れ，都市部で一人暮らしをしている。

生育歴

地方（田舎）で長女として生まれる。子供の頃はいわゆるいい子で，問題を起こさず育った。幼少期より，周りの人が死んでいくのがいやで，自分が死にたいと思っていた。小学校時は男子と仲がよく女子から苛められた。A子が15歳（中学2年）の時に母方祖母が病苦の末自殺している。弟の素行が悪く周りも手を焼いていたが，A子は弟を大事にし，気を遣っていた。5年前（A子が22歳時）に弟は事故で死亡した。短期大学に入学と同時に都市部に下宿し，卒業後も実家には戻らず同じ地域に留まっている。

現病歴

中学生の頃から過呼吸があった。昨年会社に入り，対人関係の葛藤から過呼吸になった。内科を受診しうつ病の診断にて服薬したが足が硬直し，誤診と判断し精神科を受診，うつ病と不眠症の診断にて投薬とカウンセリング（女性のセラピスト）を受け笑えるようになるまで回復した。が，カウンセラーが怖くなり，面接の翌日落ち込むようになったことから中断した。2カ月前は調子がよく「テンションが高くなり治った」と思ったが，趣味のサークル活動でトラブルとなったことから自殺願望が出てリストカットもするようになった。男性のカウンセラーを希望したところ，医師から筆者の勤務する総合病院のカウンセリングを紹介された。

3. 面接経過

[「　」はクライエント（以下 Cl と略）A子（以下 A 子），〈　〉はセラピスト（以下 Th と略），『　』は他者の言葉］

初回面接

カウンセリングの申込書に，今までの経過や現在の問題をびっしりと書いており，深刻さが窺えた。左手に包帯を巻いて入室，面接が始まると今までの経過を詳しく，緊張感を持って話し始めた。2カ月前，居場所となっていた趣味のサークルで，「ハイテンションとなっていた」仲間から怒鳴られてショックを受けたこと，自分のせいで弟や祖母が亡くなったことをやや興奮して述べた。Th は事情を詳しく聞いたのち〈A子さんのせいではないのでは？〉と問うと涙をため，次いで親の話に変え，「親が死ぬのが怖い」と不安がった。「自分は

うつ病なのか」,「仕事ができるのか」,「早く（仕事をするなど社会復帰）しないと」と泣きながら述べて初回面接は終了した。

第2回〜第15回：異性関係から恋愛性転移へ至る時期

　同棲している恋人について話す。A子の同情から恋愛が始まったという。A子が調子が悪い時でも何もしてくれず，自分の欲求ばかり通すようである。Thが疑問を呈すると，「(年下の)彼氏に弟を見ている?」と気づき，弟にしてあげられなかったことを後悔しているという。続いて「他人が死ぬのがいやで，小さい頃から早く死にたいと思っていた」と述べる。また，男性の友人との付き合いで，少し厳しいことを言われたことでショックを受けリストカットするということがたびたびあった。自分を責める発言が多く，Thは〈自分に厳しすぎるのではないか〉と何度か指摘したが，A子は否定するということが続いた。

　友人関係や異性関係で，相手に少しでも拒否的な態度をとられると「自分が悪い」と感じることから，Thに対しても同様に感じるかと問うと，「前のカウンセラーは訊問のようでずばずば入ってきたが，Thは自分のことも話してくれるし，話を全部聞いてくれて最後にまとめてくれるので，安心できるし信頼できる」と答えた（5回目）。次の回で，恋人以外の男性や母親に抱かれることへの葛藤を述べている時に，母親からの抱かれ方を再現しようとしてThを抱こうとしたことがあった。Thは断り，代わりに椅子を使って再現させた。この頃はThへの恋愛性の転移感情が強かった時期と言える。

　実家に帰らない理由を問うと，「愛情が重い。悪いことをしてると思う」と泣いて自分を責める。Thは〈親に気を遣わなくてよい。親は子供が自分の道を生きて楽しそうにしていることがうれしいもの〉と伝えた（9回目）。この時期は，同居している恋人，親しくしており恋愛感情もある男性，そして親との関係において，世話をする，されるの葛藤についての話題が多くなり，「世話をする男性は年下ばかりだが，ほんとは年上の人に頼りたい」,「病気になって守られたい気持ちが芽生えた」と言うようになる。

第16回〜第32回：治療関係の葛藤の時期

　A子は日々の思いを日記に書き，毎回Thに見せる。その中に「Thが言ったことは本気なんだろうか」との記述があり，それについて問うと「母親が，Thは仕事だから優しい，と言うので，そうなのかと思った」と述べたため，

Thは本気でコメントしている旨を伝えた（16回目）。ところがA子は，自分が100％悪いと思ったこともThは悪くないと言うことに対して「そんなに味方にならなくてもいい。もっと突き放してもいい」と述べ抵抗があることを示した（19回目）。この頃，パチンコへ行っては対人関係の葛藤を作ってくることに，代わりにスポーツジムに行くことを提案，A子は受け入れジムに通うようになっている。

24回目，同性愛の男性（B氏）と親密になり，そのことで恋人と別れるということがあった。その後調子が悪くなり，面接のキャンセルが続き，2カ月空くこととなった。様子を聞くと，「確実によくなってる。どん，と落ちることがなくなった」と言いつつ，リストカットが続いたり，「めちゃくちゃになりたい願望」を訴えた。両親が死ぬことの不安，祖母の自殺，弟の事故死の話が多くなり，自分のせいであるとの考えをよく述べるようになったので，冷静，客観的に考えて，A子の責任とは言えないことをThが繰り返し伝えることが続いた。しかし自傷行為は止まらず，30回目のあと電話で，「もうカウンセリングはやめたい」と伝えてくる。しかし1週間してまた予約をとって再開，スッキリした表情で現れる。

第33回～第49回：甘えの受容

心配した母親が家に来た時に甘えることができたという。Thは，母親に甘えるのは正当なこと，甘えることでその体験が心に残って落ち着くことを伝えた。A子は涙を流しながらじっと聞いていた。その後は，今まで周りに甘えていると思っていたが，周りが甘えてきてそれに応じていることに気づき出した。5～6年なかった性欲も出てきたという。

今まで自分が女性であることに嫌悪感を抱いていたが，「私，女の子でいいんだ」と思えたし，「自分を許せるようになった。子供でいい。無理しなくていい」と思えたという。しかし，その次の回母親から電話で，「もう疲れた。これ以上サポートするのは難しい」と言われショックを受けて罪悪感がつのり，Thに泣いて電話をかけてきた。次の面接でThから，親に気を遣わなくていいこと，逆に親の方がA子に気を遣うのが普通であることを伝えると落ち着いた。その後，年末に2年ぶりに実家に帰省，親に気を遣わないように心がけて過ごしたところ，家の中が怖くなくなったという。44回目頃から，アルバイトをしたいとの希望が強くなる。ところが，B氏（同性愛者）から一方的に関係を切られて動揺し，希死念慮とリストカット，罪悪感が強まり，面接でも

泣き続けていた（47回目）。Thから，B氏自身の心理的問題を指摘し，外在化させることで罪悪感を軽減させた。また，〈もし友人がその立場だったらどうするか〉と問うと，「離れさせる。利用されてるから」と答え，続いて「私も利用されてる」と気づく。その回，本で見た「見捨てられ感情」と同じとわかり，見捨てられたら一人ぼっちになり，悲しく，絶望するという感情に気づいた。Thは〈心の中に支えてくれる人がいなくなり絶望するのではないか〉と伝えた。

その次の回（48回目），「前回のカウンセリングで，胸の中に突き刺さっていた気持ちのとげがとれてすごく楽になった」と述べ，今まで自分を犠牲にしてきたこと，(B氏に)怒ってもいいこと，B氏と心の距離をとっているなどの変化を示した。

第50回〜第69回：社会復帰

50回目では，仕事への不安を訴えたことからメリット・デメリット法を適用し，"仕事がうまくいかないと考えることと，あまり考えないこと"の対比を試みたところ（**表1**），後者の立場をとる方がメリットが多いことに気づいた。またものごとを0か100かで考えることがわかったので，認知的連続表（**表2**）を使用し，中間思考をとることを勧めた。

表1 症例A子のメリット・デメリット法

「仕事がうまくいかない」と考えた場合	あまり考えない場合
メリット 　実際にうまくいかなかった時，「想定内」と受け入れられる	メリット 　楽に行動できる 　気分が楽 　意欲が出てくる 　不安がないので，落ちることを恐れない 　すぐ行動して，仕事に参加できる 　何事もスムーズにできる
デメリット 　よけい落ち込んでいく 　うつを抱えたままになる 　怯えながら仕事をする姿を見られる 　罪悪感がひどくなる 　チャンスをものにできない 　パニックになる	デメリット 　うまくいかなかった時の落ち込み方がひどい

表2　認知的連続表

0	50	100
まったく何もできない	散歩する 料理をする 最低限の家事をしている	物事を完全にこなす（家事,仕事など）

　A子はまず福祉事務所の紹介で,障害者のレクリエーションのボランティアに参加したが,物足りないということで中断,数カ所の面接を経て小売り店舗のアルバイトを始めた（57回目）。店長に人柄を気に入られ,楽しく仕事ができ,「こんな日が来るとは思わなかった」,「前は死を待ってた。今は生きてる喜びを感じる」とポジティブな感覚で順調に続けていた。ところが3カ月ほどしてベテランの女性店員にミスを注意されるようになり,『仕事に自信を持っていない。周りが見えていない。就職してもやっていけない』と批判されたと言って強く落ち込んだ。よく聞いてみると,その人以外の周りからの評価はよいこと,店長もその人の扱いに困っていることが判明した。その後もあまりに怒られることが多く,その女性の態度に矛盾も見られ,怒りを感じると言い,「リセットするために」店を休み,帰省して両親と何年かぶりにのんびり旅行に行った後アルバイトはやめた。今回の帰省で,祖母が亡くなった場所を初めて凝視することができ,死への不安がなくなったという。そして,実家から帰るバスの中で,「もっと甘えたかった」と思い初めて泣いたという。すると今度は逆に「お母さんに会いたい」と強く思うようになり帰省した。「初めてホームシックになった」という。その後A子は空虚感や興味の低下といったうつ様の症状を訴えるようになる。Thが〈親を世話する〉という目標を失ったことによる喪失感だと指摘すると肯定し,「今は砂漠にいるような感じ。以前は岩だらけの山岳のようだった」と比喩的に表現する。その一方で見捨てられ感はなくなったという。

第70回〜第85回：信念への気づきと自己評価の高まり

　電話応対の仕事を志望し面接を受け,パートとして採用された（70回目）。面接官からは,仕事への意識が強いことを高く評価されたらしい。今までのカウンセリング過程を振り返り,「初めはカウンセリングで劇的に変わると思っていたが,ゆっくり変わっていくのだとわかった……Thと話してきたことが蓄積している。冷静な私が出てきた」と語る。この頃,認知療法の本を読み,

第10章 不安性（回避性）パーソナリティ障害の認知療法 157

自分の考えが認知の歪みに当てはまることが多いと言い，"すべき思考"，"マイナス思考"，"結論の飛躍"などを自ら挙げる。仕事は休まずに行けているが，指導者が変わるごとに指示が変わるので混乱するという。自己評価が低いのでThから質問していくと，指導者は「成長が著しい」，「完璧にできている」と言っていることが判明したことから，自己評価と他者評価の違いの大きさを明確化して示した。

74回目から認知的概念化図を提示し面接中に記入させたが，初めは媒介信念のところに「人間はどうして戦争したりするのか，疑問である」とか「世の中に矛盾したところがあってはならない」といった価値観や人生観を含んだことを書こうとしていた。そこで心理教育を行い，信念をどのようにとらえ表現するかを理解させた。信念については矢印法を使って導いた。一方，状況－自動思考－感情の関係は当初から理解できていた。

74，75，77，78回目の面接での認知的概念化図の作業を合わせて完成したものが図1である。とかく価値観的な言動により自動思考や信念を複雑に表

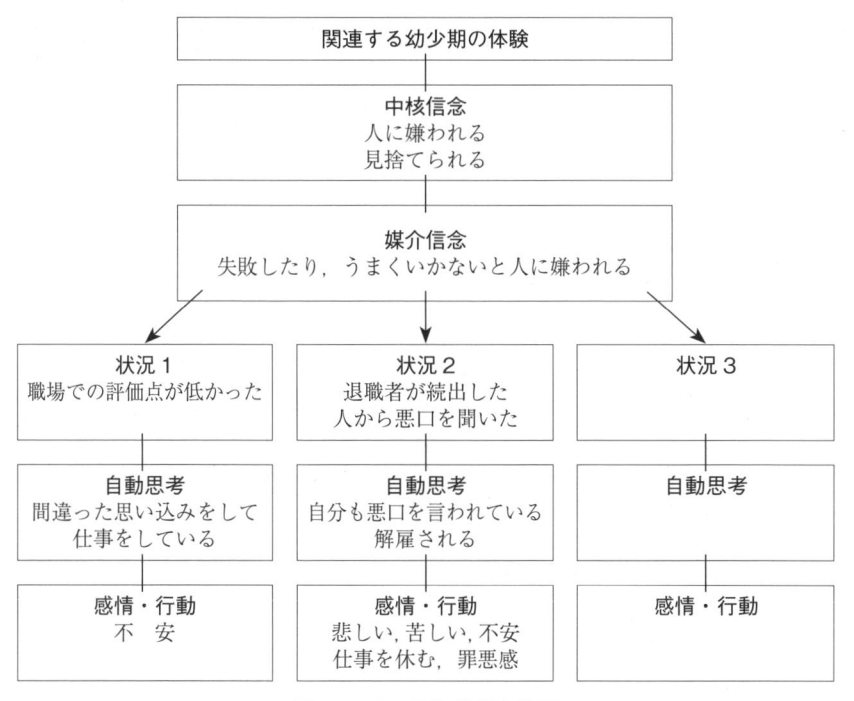

```
┌─────────────────────┐
│   関連する幼少期の体験   │
└─────────────────────┘
          │
┌─────────────────────┐
│      中核信念        │
│     人に嫌われる      │
│     見捨てられる      │
└─────────────────────┘
          │
┌─────────────────────┐
│      媒介信念        │
│ 失敗したり，うまくいかないと人に嫌われる │
└─────────────────────┘
    │         │         │
┌────────┐ ┌────────┐ ┌────────┐
│ 状況1   │ │ 状況2   │ │ 状況3   │
│職場での評価│ │退職者が続出│ │        │
│点が低かった│ │した人から │ │        │
│        │ │悪口を聞いた│ │        │
└────────┘ └────────┘ └────────┘
    │         │         │
┌────────┐ ┌────────┐ ┌────────┐
│ 自動思考 │ │ 自動思考 │ │ 自動思考 │
│間違った思い│ │自分も悪口を│ │        │
│込みをして │ │言われている│ │        │
│仕事をしている│ │解雇される │ │        │
└────────┘ └────────┘ └────────┘
    │         │         │
┌────────┐ ┌────────┐ ┌────────┐
│感情・行動│ │感情・行動│ │感情・行動│
│  不安   │ │悲しい，苦しい，│ │        │
│        │ │不安 仕事を休む，│ │        │
│        │ │罪悪感    │ │        │
└────────┘ └────────┘ └────────┘
```

図1　A子の認知的概念化図

現する A 子に対して，より簡潔でシンプルに表現し，中核信念，媒介信念（特にルール），状況，自動思考，感情を明確に区別できるように誘導していった。

　76 回目では，まだ仕事の場面や親に言われたこと（たとえば，父親と電話していて，父親から『話がわからない。おかしくなってる』と言われた，といった例）から自責的になり落ち込むことから，認知的概念化図を使わず対話方式で信念をつかみ修正するワークを行った。

　Th から，自分がおかしいと思い込んでいる，悪いことが起こると最初から決めている，すべてにおいて自分はダメだと思っている，といった思い込み（媒介信念）を指摘していった。A 子は当初，自己評価と Th の指摘に不一致感を持っていたが，徐々にそれを理解して受け入れるようになっていき，父親や仕事関係者に評価されたり，いいこともあると述べるようになった。77 回目では身体症状（おくび）が出現して会社を休んだが，様子を聞いていくうちに，退職者が多いことから自分も解雇されるのではないかという不安があることがわかった。自動思考を問うと即座に「飛躍している」と認知の歪みに気づき，「失敗したりうまくいかないと嫌われる」という信念に気づいていった。Th はソクラテス式質問を続け，他者からの評価の事実関係を聞いていき，実際は好感を持たれていることに気づかせていった。

　その後は仕事や日常生活でも「人に嫌われることを怖がっているなあ」と意識するようになり，人とも一定の距離をおいて接するようになったという。また，子供の頃悪さをして父親に柱にロープで縛られ，「山に連れていって山の柱に縛り付ける」と脅されたことを想起し，子供の頃から自殺願望があり，周りの人や神様から「死ね，死ね」と言われている気がしていたと述べた。そして今は以前のように「人間に生まれてこなければよかった」とは思わなくなったという。仕事で周りから評価されている事実も認めるようになり，仕事ができないという思い込みの確信度を聞くと，「当初は 100 ％だったが，今は 40 ％」ということだった（80 回目）。まだ少し残る思い込み（媒介信念）に対して，もし他の誰かが自分と同じ状況であればどう感じるかを問うと，「がんばり屋だと思う」と答え，「そうか，自分を評価してあげればいいんだ」と気づいた。

　82 回目からは，仕事の業績を認められフルタイムで雇用されるようになった。この頃，人の悪口を言う先輩がいて，自分も陰で悪口を言われていると思い，人を信用できないという話から，幼少期から母親が『人を信用するな。人に 100 ％話すな』とよく言っていたことを思い出し，〈人は信用してはいけない，という媒介信念がある〉と指摘し，変更を促すと「基本的には信用してもいい

が……」と答えた。Th からは〈相手によって信用の度合いを変えればよいのでは〉と示唆した。次の回では「人の優しさに接すると，信じてみようという気になる」と述べた。また，気持ちが落ち着いてきてから周りの人がよく接してくるようになり，頼られたり誉められたりすることが多くなった。

現在 85 回の面接を経過して続行中であるが，念願の社会復帰も果たし，対人関係での葛藤があっても以前ほど混乱したり落ち込んだりすることがなくなっている。まだ十分安定しているとは言えないが，自動思考や信念，認知の歪みを自覚でき，ある程度の認知の変容もできている。今までの面接を振り返ったり，治療関係の話も冷静にできるようになり，開始当初の状態と比べ大きく変化したという印象である。

4. 考　察

面接経過について

A 子は面接当初，切羽詰まった様子で話し出し，手に巻いた包帯と自責を繰り返す話しぶりが痛々しかった。対人関係，特に異性関係においての葛藤が強く，ちょっとした相手の言動に動揺し，自分を責めるというパターンを繰り返していた。Th はまず，A 子のこの感情の高ぶり，二者関係での不安定さに焦点を絞り，治療関係にも言及してこの問題を扱った。まず A 子の話を傾聴し，内容をしっかりと聞いて明確化し，気持ちを理解して受容するようにし，温かい雰囲気（ただし必要以上に温かすぎず）を保ち共感的に接した。Th はあえて〈A 子は悪くない〉や〈相手にも問題がある〉，また〈自分に厳しすぎる〉といった介入をした。当然それは A 子には自己不一致的な認知[9]であり，抵抗を生ずることが必至であったが，Th が一貫してこのような態度をとることが A 子を受容することになり，やがては安定を築く伏線になると予想していた。対人関係での，相手が拒否的な態度をとり，自分が悪いと考えることから，Th にも同様に感じるかどうかを尋ねたところ，丁寧に聴いて的確に返答する Th の態度には好印象を持っていたようである。このような受容的，共感的態度を用いて Cl と良好な治療関係を持つことは，認知療法のみならず，あらゆる心理療法的かかわりにおいて不可欠であり[8]，本治療においては有効に作用したと思われる。ただし，本症例では Th への愛着が強くなりすぎ，Th への身体接触を試みるなどの恋愛性転移が見られ，Th は受容的ながらも一定の身

体的・心理的距離をおきながらの面接となった。

　しかし，他者の態度に懐疑的で自責の強いA子は，Thの態度に対して疑問を持つ。母親が『Thは仕事だから優しい』と言ったことを根拠に，「Thの言ったことは本気なんだろうか」と疑い，「もっと突き放してもいい」とまで述べた。このことから，A子の持つ対人不信感，自責感は相当強いものと思われた。ここでThは自己開示し，本気でコメントしていることをやや強い口調で伝えた。こういったThの自己一致した態度が，A子をして自己受容に向かわせることになる[9]との想定もあった。治療抵抗の強いA子は，自傷や治療中断の申し出などの行動化を示したが，その後は落ち着きを取り戻した。

　33回目で，母親が心配して様子を見に来た際に甘えることができたと言い，Thがその正当性を示唆したところ，自らも2年ぶりに帰省し親に気を遣わないことを実行できた。その結果，発症以来の実家への恐怖感が消失した。「自分を許せるようになった」という発言からも，自らの感情や態度を受容することができ出したと考えられる。その後，同性愛者の友人（男性）から関係を切られて大きく動揺したが，A子の主観的な心情から距離をとらせることで状況を客観的に理解させ，落ち着かせることができた。また同じ話題に対してA子が見捨てられ感情を訴えたことから，〈心の中に支えてくれる人がいなくなり絶望するのでは〉と介入したところ，次回面接で「胸の中に突き刺さっていた気持ちのとげがとれた」と述べ，大きな心的変化が見られた。この介入は，A子の対象関係（A子の自我を包み込むよい内的対象）[6]への解釈であり，意識化と心の統合を促すものであったと思われる。

　社会参加を希望し，社会適応力の向上が必要となった50回目あたりからは，現実的な場面での思考（自動思考）に焦点をあて，定型的な認知変容的介入（メリット・デメリット法，認知的連続表）を行うこととなった。アルバイトを始めて，最初は順調にいっていたが，ミスを指摘，批判する先輩従業員の女性がおり自責感情が再燃した。その女性自体の対人関係的な問題も大きいと思われたが，アルバイトはやめて両親と旅行に行き，甘えたいという欲求を強く認識するようになり，次いで抑うつ感を呈している。Thが喪失感から来る抑うつ感情であるとする指摘を受け入れ，それと入れ替わるように見捨てられ感はなくなった。

　70回目には電話応対のパートの仕事につき，おおむね順調に業務を始めた。ここでもやはり，指導者からの指示に対して自責が少し強まることがあり，この頃A子が認知療法の本を読んで自己学習を始め，自動思考や認知の歪みに

ついて理解し始めていたので，認知的概念化図を用いてきっちりとした認知アセスメントを試みた。ものごとを複雑に，価値観や感情を付加して考える傾向にあるＡ子に対して，よりシンプルに認知構造を把握できるように誘導していったところ，図１のような認知的概念化図ができあがり，それぞれの信念についてソクラテス式質問，もしくはＴｈからの指摘によって修正を試みていった。その後も，父親や職場の先輩に言われたことで落ち込んだり，会社を解雇される恐れから身体症状（おくび）が出現したりしたことを話題にして，認知の歪み，および信念（主に媒介信念）に気づかせ，修正する作業を繰り返していった。そして，以前から『死ね，死ね』と言われている気がしたと述べたように，自責の根底にはおそらく幼少期に起源がある自己破壊的な内面の声があったことが判明した。このような基底的信念の想起と修正によって，生きていてもよいという自己受容的な態度に行き着き，その結果，自己評価も高まったと言えるだろう。

　82回目から，会社にフルタイムで雇用されるようになったが，Ａ子の業務の評価が高かったことの当然の帰結であるし，他人から評価されているとの新しいポジティブな信念を獲得する証拠ともなった。最終的には，他者への信頼感が高まったが，これは自己への信頼感が高まったことと連動したものであろう。

　本症例は未だ継続中であるが，面接開始当初の混乱した状態からはかなり脱し，自責感の減少や自己受容，他者への信頼の高まりといった変化が見られ，フルタイムの派遣社員としての社会復帰も達成できている。面接後半から本格的に始めた認知変容的かかわりについても，自動思考と認知の歪み，媒介信念，中核信念への気づきと修正がある程度できている。Ａ子の認知構造に深く沁みついたネガティブな信念はまだ消失したとは言えないし，また完全に消えることもないだろう。今後も脅威的な状況にさらされると，ネガティブな信念は活性化されることが予想されるし，今後も信念や自動思考を修正する作業を当分は続ける必要があるだろう。

診断と見立てについて

　本症例は，ICD-10の診断基準の不安性(回避性)パーソナリティ障害と診断し，概念化した。その根拠は，低い自尊心と自己評価，否定的な自己像，拒否されることへの敏感さと傷つきやすさ，嫌われることを怖れるために対人場面を回避すること（ただし，受け入れてくれる人とは関係を強く持とうとする），と

いったことである[1]。A子は、やや激しい行動化があり、感情の易変性、見捨てられ不安の強さなどの特徴から情緒不安定性パーソナリティ障害（DSM-IV-TRでは境界性パーソナリティ障害）の疑いも考慮したが、理想化と価値下げをするような極端な対人関係様式や、激しい怒りを向けるような強い感情の高まりがなく、4年を要する治療関係の中でもThへの激しい転移感情の波は見られず、衝動性や分裂などの原始的防衛機制[5]も見られないことから、傾向は残るとしても確定的な診断は否定された。

認知的アセスメントと認知変容的介入について

本症例では、A子の混乱した状況、およびパーソナリティ構造を考慮し、まずは安定した治療関係を構築するために支持的、受容的な介入を行った。治療関係が安定し、ある程度の心理的葛藤の理解ができてから認知構造への介入を始めた。47回目における〈もし友人がその立場だったらどうするか〉という質問（friend question）[3]が最初の認知療法的介入である。本症例では、面接後半から行った信念（スキーマ）の同定と変容のための介入が中心的かつ重要な治療戦略であった。以下にその詳細を記述する。

①信念（スキーマ）の同定

74回目から認知的概念化図を示し、心理教育を行いながら信念を同定する作業を続けた。A子は「あの時は自分が間違ったことをしていた」、「それは自分が悪い」、「～さんが自分のことを非難していて、嫌われたと思う」といった自動思考を頻繁に言語化しており、それらに共通する信念をソクラテス式質問によって気づかせたり、Thから指摘したり矢印法を使って信念を同定した（図1）。その結果、"失敗したり、うまくいかないと人に嫌われる"、"人を信用してはいけない"という媒介信念が得られた。この媒介信念は、不安性（回避性）パーソナリティ障害に特有の"拒絶への恐れ"、"自己批判"といったスキーマ[2]であり、その結果Clは社会的場面から遠ざかることになる。中核信念は、一般に"私は出来が悪い"、"私は人に好かれない"、"私は価値がない"の3つに分類されるが[7]、A子の中核信念はそのすべてにまたがり、中でも"私は人に好かれない"が最も顕著になると思われる。

一方、Youngら[10]は、彼らが提唱するスキーマ療法の中で、パーソナリティ障害のClを治療する際のスキーマとして18種をあげているが、この中ではA子は、"欠陥／恥スキーマ"、"情緒剥奪スキーマ"、"服従スキーマ"を有

していると思われる。その中でも，自分の欲求を犠牲にしたり，感情（特に怒り）を抑制して他者に服従する"服従スキーマ"と，自分はダメ人間で他者より劣っていて価値がない，という"欠陥／恥スキーマ"が顕著である。スキーマ理論からは，このようなスキーマに対処する結果として回避行動が起こると考えられるだろう。

②信念（スキーマ）の修正
　今までの面接で繰り返し表現され，また認知的概念化図を用いて確認された信念を，そのつどその根拠を問い，信念に反する証拠を見つけていくことで修正していった。A子に自ら気づかせるべくソクラテス式質問を用いることもあったが，本治療ではそれ以上にThから，信念の根拠のなさや反証を指摘，示唆することが多かった。抑うつ神経症や不安障害のような神経症性の問題を持つClに比して，パーソナリティ障害のような比較的重篤な問題を持つClの場合，本症例のようにThからの積極的な介入が必要になることが多い[4]。当然そのためには，治療関係を良好に保つことによりThへの信頼を得ることが必要で，本症例ではそのことに十分留意した。ただし，A子のように"服従スキーマ"を持つClは無条件にThの介入を受容し従順にふるまうことが予想されるので注意を要するところである。
　また，この症例では信念の形成の元になった幼少期の体験については，Thから特に質問しなかったが，信念の探索を進めるうちにCl自らが想起（父親に，捨てられると脅された記憶など）して，その直後に信念を修正（ここでは，見捨てられて死ななければいけないという媒介信念の修正）するということが生じた。このように，認知構造の根底にある信念体系を探索することで，その形成に関係する過去の体験を想起し，それが信念の修正を促進するという効果があることをこの症例は示している。

③その他の認知的介入技法について
　本症例では信念への介入（ソクラテス式質問，矢印法など）の他に，自動思考の修正技法，メリット・デメリット法，認知的連続表の使用，friend questionなどの技法を適用した。
　これらは現実的な問題における自動思考への気づきと修正に役立った。非機能的思考記録のような構造的な技法は使用していないが，このClのように感情的な揺れが大きく，治療抵抗が強い場合は，（特に面接の初期は）定型的な

ツールを用いて治療を構造化することが難しいので，臨機応変に各種技法を使用することが肝要であろう．

なお，本症例では行動的技法はほとんど用いていない．筆者は症例によっては行動療法的介入を用いることもあるが（例えば，パニック障害へのエクスポージャー，強迫性障害への反応妨害法など），本症例のようなパーソナリティの問題を持つ重篤な病態の場合は，信念を含む深い認知構造への見立てと介入が必要になり，精神力動的な理解と介入技法が必要となることを付記したい．

5. おわりに

本章において，不安性（回避性）パーソナリティ障害への認知療法的介入による過程を，治療関係の構築，現実的な問題に対する自動思考への介入，信念（スキーマ）の同定と修正の手順を示して紹介した．パーソナリティ障害のクライエントは自動思考の背後に強力な信念体系が固着しており，同定できてもその修正は容易ではなく，繰り返し粘り強く修正を促す作業が必要となる．まだ継続中であるこの症例でも，問題はかなり軽快していると言えるが，今後新たなストレス事態が生じると古い信念が喚起され症状が再燃することもあるだろう．治療者はその都度あきらめず介入を続ける忍耐力が必要である．苦しみの中を懸命に歩き，カウンセリングを通して自己の成長を図ってきた Cl の努力への深い敬意と，近い将来の幸福の到来を願ってこの章を閉じたい．

文　献

1) 阿部裕，鈴万理（1998）：回避性人格障害．牛島定信，福島章責任編集　臨床精神医学講座 7 人格障害．中山書店，東京
2) Beck, A. T., Freeman, A. & Associates (1990)：Cognitive Therapy of Personality Disorders. Guilford Press, New York. 井上和臣監訳（1997）：人格障害の認知療法．岩崎学術出版社，東京
3) Beck, J. (1995)：Cognitive Therapy: Basic and Beyond. Guilford Publications, New York. 伊藤絵美，神村栄一，藤澤大介訳（2004）：認知療法実践ガイド　基礎から応用まで——ジュディス・ベックの認知療法テキスト．星和書店，東京
4) Beck, J. S. (2005)：Cognitive Therapy for Challenging Problems. Guilfod Press,

New York. 伊藤絵美, 佐藤美奈子訳 (2007)：認知療法実践ガイド：困難事例編——続ジュディス・ベックの認知療法テキスト. 星和書店, 東京

5) Kernberg, O. (1984)：Severe Personality Disorders. Yale University Press, New Heaven
6) Klein, M. (1935)：Contribution to the Psychogenesis of Manic-Depressive States. Contribution to Psycho-analysis. Hogarth Press, London
7) Leahy, R. (2003)：Cognitive Therapy Techniques: A Practitioner's Guide. Guilford Publications, New York. 伊藤絵美, 佐藤美奈子訳 (2006)：認知療法全技法ガイド——対話とツールによる臨床実践のために. 星和書店, 東京
8) Ledley, D., Marx, B. & Heimberg, R. (2005)：Making Cognitive-Behavioral Therapy Work: Clinical Process for New Practitioners. Guilford Publications, New York. 井上和臣監訳 (2007)：認知行動療法を始める人のために. 星和書店, 東京
9) Rogers, C. (1957)：The Necessary and Sufficient Conditions of Therapeutic Personality Change. Journal of Consulting Psychology 21, 95-103
10) Young, J. E., Klosko, J. S. & Weishaar, M. E. (2003)：Schema Therapy: A Practitioner's Guide. Guilford Publications, New York. 伊藤絵美監訳 (2008)：スキーマ療法——パーソナリティの問題に対する統合的認知行動療法アプローチ. 金剛出版, 東京

第11章

不安性(回避性)パーソナリティ障害を伴った重症対人恐怖症に対する認知療法

1. はじめに

「対人恐怖:anthropophobia または fear of interpersonal situation」は1930年代に森田正馬によって初めて用いられ,以来,森田療法というわが国独自の治療法が行われてきた[15]。また1970年代に入ると,対人恐怖症についての精神病理学的研究が行われ,なかでも「重症対人恐怖症」の論議が盛んになった[14]。当初対人恐怖症は,わが国固有の文化に基づく文化結合症候群と考えられてきたが,1980年DSM-IIIにおいて社会恐怖 social phobia(現在は社交恐怖が正式名)[17]という診断基準が設けられ,各国でその有病率が調査された結果,諸外国においても対人恐怖症類似の疾患が3〜13%という高い有病率であると考えられるようになった[1]。ただ現在 ICD-10(F40.1)や DSM-IV-TR(300.23)で診断される社交恐怖,社交不安障害(social anxiety disorder:SAD,社会不安障害から改名)[16]は,従来わが国で用いられてきた対人恐怖症の概念とは必ずしも一致するものではない[1)12]。特に関係妄想性を帯びた重症対人恐怖症は,社交恐怖とは一線を画すものとされている。筆者[20]は以前にも,重症対人恐怖症に対する認知療法について症例を報告したが,今回,自己臭を主訴とした重症対人恐怖症の症例を経験し,その認知療法の過程について考察を行った。

なお症例については,本論の主旨に支障をきたさない範囲内で患者のプライバシーにかかわる部分に改変を施した。

(精神神経学用語集 改訂6版[16]において,social は対人場面,社交に関することがらを表すもので,社会生活全般にわたる不快感を連想させる社会不安にかえて,social anxiety を社交不安,social phobia を社交恐怖と改訂された)。

2. 症　例

症　例
A，初診時20歳，男性，大学生。

主　訴
体臭が気になる，人混みに行けない，あまり眠れない。

本人歴
高卒後，B市の大学に進学，サークル活動（運動系）に所属するが，クラスメートとの交流はほとんどない。19歳時，肺炎で1週間の入院歴があるが，その他，特記すべき既往歴はない。実家には父母と父方祖母が住む。2人の姉は，C県で独立し働いている。

現病歴
高校入学時より，自己臭が気になっていた。部活はスポーツ系に属していたが，自分の汗の臭い（自己臭）を同級生がいやがっているのではないかと，絶えず気にするようになった。大学に入った夏頃から，さらに自己臭を気にすることが多くなり，人と会うのがいやで，登校できなくなった。食欲はあったが，不眠がひどくなりX－1年10月近所の精神科医院を受診した。「不安神経症」と診断され，抗精神病薬（パーフェナジンなど），睡眠導入剤などを処方された。12月頃には夜になると苦しくいらいらが出現，実家B市での療養を勧められ戻って静養することにした。B市では，地元のC精神科医院を受診した。そこで重症対人恐怖症の診断を受け，抗精神病薬ではまったく効果がなかったため，抗うつ薬（トラゾドン）の投与を受けた。しかし，それもあまり効果を示さなかった。ただ，患者自身が，大学で頑張ってみたいと，地元のC精神科医に申し出た。そのため復学と同時に，X年4月11日当科初診となった。

初診時所見
初診時，患者により語られた自己臭の内容は次のようなものだった。
幼児期は，友達もあり言葉や身体の発達の遅れは，両親からは指摘されていない。少年時代にはスポーツをやっていて，高校に入るまで，自分の臭いを気にするなどということはなかった。しかし，高校に入ってから，自分の汗の臭いが気になるようになった。大学に入り，下宿後，特に腋窩臭が気になり，汗の臭いが他人に伝わるのではないかと気にする。そして他人にいやな思いをさせているのではないかと思うようになった。また視線恐怖も存在し，電車のな

表1 自動思考質問票[5)6)]

（得点4の高得点を抜粋）
1. 私には何の取柄もない。
7. もう少しましな人間だったら。
8. 私は弱い人間だ。
17. 自分が嫌でたまらない。
18. 自分には何の値打ちもない。
21. 自分は負け犬だ。
22. 何かが変わってくれれば。

か，買い物，大学で講義を受けているときに，人に見られているという感じがすると語った。

初診時の診断は，ICD-10ではF40.1社交恐怖，F60.6不安性（回避性）パーソナリティ障害とした。また，初診後1カ月以内の血液検査，頭部CT検査にてはまったく異常を認めなかった。

治療経過

紹介状の記載に，抗うつ薬が無効であったと記載されていたため，認知療法を開始することとした。初診時に手渡した自動思考質問票[5)6)]をもとに，X年4月21日から認知的概念化図作成を開始した。**表1**には，本患者が自動思考質問票で4の高得点項目を列記した。「私には何の取柄もない」「もう少しましな人間だったら」「私は弱い人間だ」「自分には何の値打ちもない」「自分は負け犬だ」などという低い自己評価が存在し，一方で「何かが変わってくれれば」という希望もみられた。

さらに思考記録（**表2**）を記載してもらい，来院日ごとに，数多く記載されたなかから特徴的なものを選び，状況，自動思考，適応的思考などについて詳しい経過を述べてもらった。記載される内容のほとんどが，「大学に通学するときの電車のなか」「大学で講義を聴くとき」「サークル仲間と話す，コンパに行く」という状況下であった。それ以外は自閉的生活を送り，下宿で一人生活することが多かった。また気分（不快な感情）では「不安」が多く，その強さは，気心の知れない人のなかにいると70〜80％と高かった。一方，サークル仲間という普段から気心の知れた仲間であれば不安は40％前後が多かった。その際，必ず「自分の臭いが周りの人に伝わっているのではないか」という自動思考（自己臭恐怖）が生じていた。さらに，気心が知れない人たちのなかにいるときは，周りの人に見られているのではないかと思う（視線恐怖）という自動

表2 思考記録（例）

日付	状況	気分 (強さ0～100%)	自動思考	適応的思考	心の変化 (強さ0～100%)
X/A/B	大学に行くために電車に乗る。	不安 70	自分の臭いが周りの人に伝わっているのではないかと思う。周りの人に見られている。	気のせいだと思おう。音楽を聴いて気を紛らわせよう。	不安 40
X/C/D	大学で講義を聴いている。	不安 80	自分の臭いが周りの人に伝わっているのではないかと思う。周りの人に見られている。	気のせいだと思おう。	不安 50
X/Y/Z	サークル仲間とコンパに行く。	不安 40	自分の臭いが周りの人に伝わっているのではないかと思う。	気のせいだと思おう。	不安 20

思考が生じていた。適応的思考（合理的思考とも記述され，自動思考とは別の解釈をすること）[7]としては「気のせいだと思おう」と述べ，その結果，心の変化として不安は，よく知らない人たちのなかでは40～50%まで減少し，気心の知れた仲間では20%まで減少した。

　大野[17]が紹介する7つのコラムによる思考記録では，自動思考をもたらす「根拠」とその「反証」が記載されている。本患者の場合，電車に乗っていて他の乗客を見たときに「自分の臭いが周りの人に伝わっているのではないか」と思う根拠として「対角線に座っていた女性が口に手をあてたのでそうではないか」という点を挙げた。しかし反証として「すぐに口から手を離したので違うと思う」という点を挙げた。この点が，いわゆる妄想知覚とは異なる点である。

　これらをもとに2カ月ほどかけ，いわゆる誘導的発見（guided discovery）により認知的概念化図を作成した。この結果を図2，図3に示した。認知的概念化図はもっとも一般的なものとして図1のように示される[9]。本患者の場合，図2に示されるように過去の体験として患者が語ったことは，中学時代から先輩のいじめにあったこと，嫌われると何をされるかわからないことなどであっ

第11章 重症対人恐怖症に対する認知療法 171

```
           ┌─────────────┐
           │  過去の体験  │
           └─────────────┘
           ┌─────────────┐
           │  中核的信念  │
           └─────────────┘
           ┌─────────────┐
           │  条件的信念  │
           └─────────────┘
           ┌─────────────┐
           │   方　略    │
           └─────────────┘
      ┌─────┐  ┌─────┐  ┌─────┐
      │状況1│  │状況2│  │状況3│
      └─────┘  └─────┘  └─────┘
      ┌─────┐  ┌─────┐  ┌─────┐
      │自動思考│ │自動思考│ │自動思考│
      └─────┘  └─────┘  └─────┘
      ┌─────┐  ┌─────┐  ┌─────┐
      │感　情│  │感　情│  │感　情│
      └─────┘  └─────┘  └─────┘
      ┌─────┐  ┌─────┐  ┌─────┐
      │行　動│  │行　動│  │行　動│
      └─────┘  └─────┘  └─────┘
```

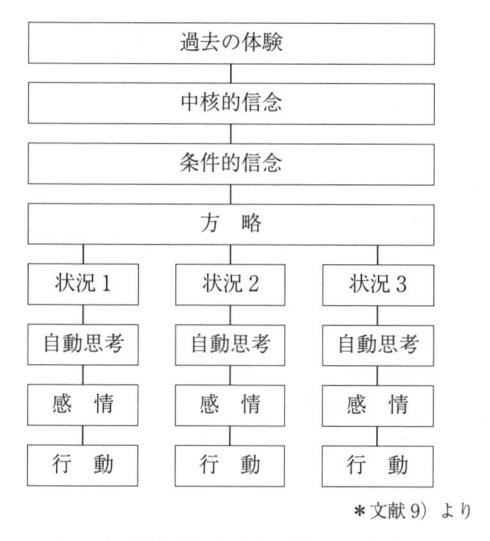

＊文献9）より

図1　一般的な認知的概念化図の構造

見知らぬ人だと，自分をどう見ているか気になる。陰口をたたかれているのではないか，笑われているのではないか，と考えてしまうのでできる限り避ける。〈方　略〉

知り合いであると，自分をさらけ出しやすいから安心。開き直れるからできる限り参加する。〈方　略〉

自分の臭いで皆に嫌われないようにしよう。〈道具的信念〉

他人に嫌われないような行動をしないと皆から孤立してしまう。〈条件付き信念〉

人に嫌われたくない（中学からあった。先輩からいじめにあった。嫌われると何をされるかわからないから嫌われないようにしよう）。〈中核的信念〉

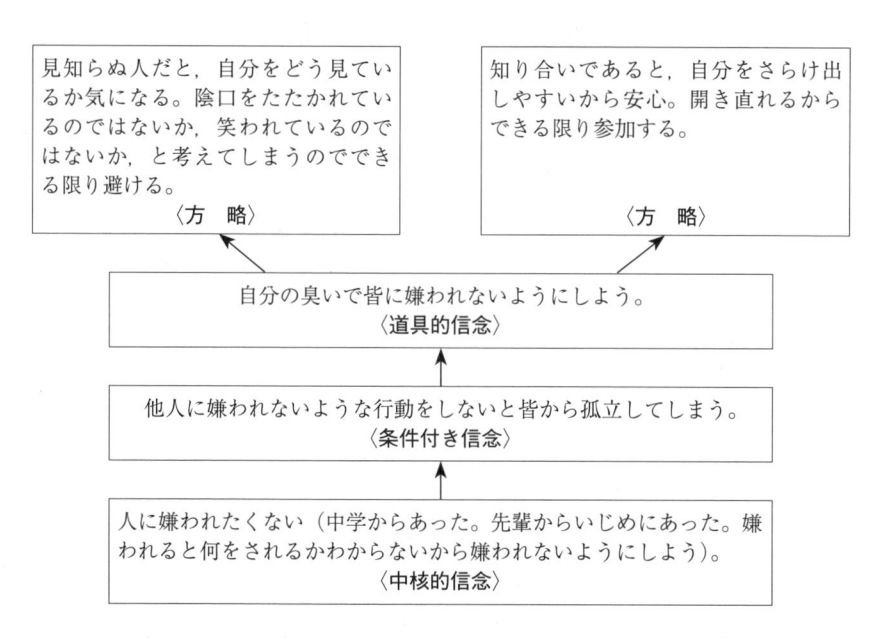

図2　認知的概念化図1

```
                        ┌──────────────────┐
  自己臭恐怖             │ 外出する・講義に出かける │           視線恐怖
                        └──────────────────┘
          ┌──────────────┐           ┌──────────────┐
          │ 自分の臭いが他人に臭うので │           │ 他人が自分を見ているのでは │
          │ はないか          │           │ ないか          │
          └──────────────┘           └──────────────┘
                 ↓                            ↓
          ┌──────────────┐           ┌──────────────┐
          │ 臭いのために他人が自分を嫌 │           │ 臭いがするかどうかを見てい │
          │ がっていると思う      │           │ ると思う         │
          └──────────────┘           └──────────────┘
                      ↘              ↙
                   ┌──────────────┐
                   │ 他人が自分を避けているので │
                   │ はないかという不安     │
                   └──────────────┘
                            ↓
                   ┌──────────────┐
                   │ 孤立してしまうのではないか │
                   │ という不安         │
                   └──────────────┘
```

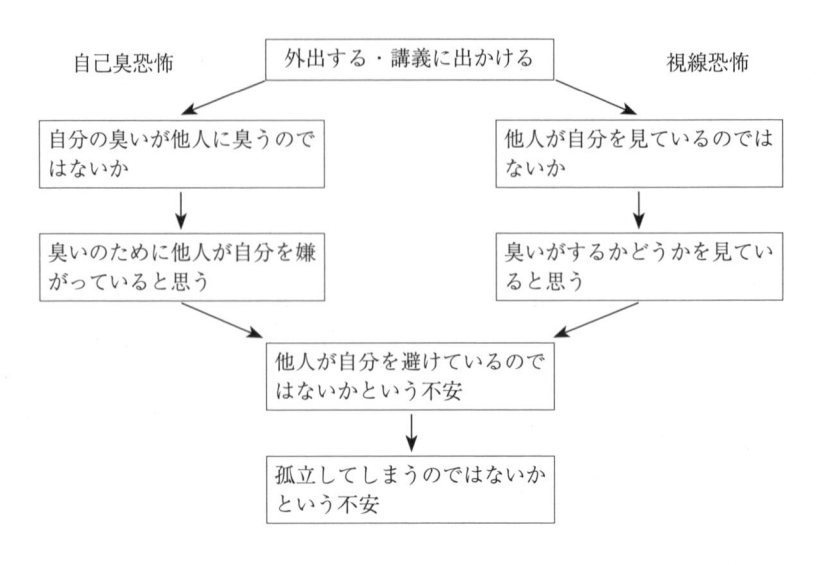

図3　認知的概念化図2

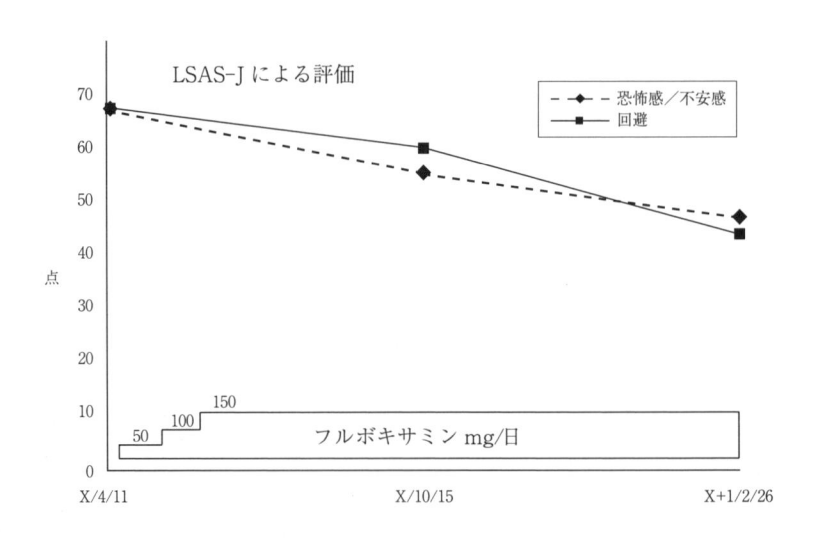

図4　症例の経過

(LSAS-Jによる評価のグラフ：恐怖感/不安感と回避のスコア推移、フルボキサミン 50→100→150 mg/日、X/4/11, X/10/15, X+1/2/26)

た．それから「人に嫌われたくない」という患者の中核的信念[8]を導き出すことができた．さらに，他人に嫌われないような行動をしないと皆から孤立してしまうという条件付き信念[8]，さらに自分の臭いで皆に嫌われないようにし

第11章　重症対人恐怖症に対する認知療法　173

ようという道具的信念[8]も導かれた。またそのための方略（顕在化した行動）は，「見知らぬ人だと，自分をどう見ているか気になる。陰口をたたかれているのではないか，笑われているのではないか，と考えてしまうのでできる限り避ける」であり，また一方「知り合いであると，自分をさらけ出しやすいから安心。開き直れるからできる限り参加する」というものであった。

さらに，図3に示すように，状況→自動思考→感情・行動という認知療法における基礎理論に沿った認知的概念化図では，外出する・講義に出かける（状況）が「自分の臭いが他人に臭うのではないか（自己臭恐怖）」を引き起こし，次に生じた「臭いのために他人が嫌がっている」という考えが「他人が自分を避ける，孤立してしまうのではないか」という不安を生じさせていることが判明した。一方，「他人が自分を見ているのではないか（視線恐怖）」も，結局は「臭いがするかどうか自分のことを見ていると思う」という考えに帰着し，これも「他人が自分を避ける，孤立してしまうのではないか」という不安を引き起こしていることが判明した。

このような患者特有の思考パターンに対し，来院のたびに，反証となる部分，すなわち他人の仕草や雰囲気が，決して患者自身の臭いを探るためでなく，他人の一連の動作を表したり，他人自身の感情が反映されているにすぎないことを，繰り返し議論し，心の不安を少しでも軽快するという方法で治療を行った。その結果，図4に示すように，LSAS-J[2]による評価は，X年4月11日，10月15日，X＋1年2月26日の検査日に，恐怖感／不安感（72点満点）は67→55→46と減少し，回避（72点満点）は67→60→43と減少した。なおLSAS-Jの下位項目の得点推移を表3に示した。朝倉ら[2]の示したSADにおけるLSAS-J得点によれば，重症SADの全得点合計平均は101.6±15.0（N=5）であり，本患者の初診時全得点合計134は，それをかなり上回っていた。恐怖感／不安感合計得点と回避合計得点の1回目と3回目における変化は，両者ともにほぼ同じ減少パターンを示した。しかし1回目と3回目を比較すると，恐怖感／不安感においては行為状況の減少率（46％）が社交状況の減少率（16％）を大きく上回っていた。逆に回避については社交状況の減少率（44％）が行為状況の減少率（27％）を上回っていた。このことは治療の結果，不安感／恐怖感を抱きながら，他人と直接接触する状況（社交状況）を回避する場面が少なくなったことを意味した。この間，薬物療法は患者の希望もありX年4月21日からフルボキサミン50mg/日より漸増法で行い150mgを維持量とした。

表3 LSAS-J下位項目別得点

	X/4/11 (A)	X/10/15	X+1/2/26 (B)	減少率 (A)−(B)/(A)
全得点　合計	134	115	89	34%
恐怖感／不安感　合計	67	55	46	31%
行為状況　恐怖感／不安感	35	26	19	46%
社交状況　恐怖感／不安感	32	29	27	16%
回避　合計	67	60	43	36%
行為状況　回避	33	29	24	27%
社交状況　回避	34	31	19	44%

3. 考　察

診断について

　診断としては，自己臭恐怖が妄想レベルにまで至っておらず，固執はするものの訂正不能とは言いがたかったため，精神病圏内とは考えられず，伝統的診断で「重症対人恐怖症」とした。重症対人恐怖をICD-10でどこに分類するかは，笠原[13]が詳細に述べている。この患者の場合，自己臭，視線恐怖といった症状が，加害恐怖性，関係念慮性レベルであり，とても加害妄想や関係妄想といったものではないと考えられる。その点からF40.1 社交恐怖が妥当であろう。また，性格レベルでは，緊張感，危惧感，不確実感，および劣等感を特徴とするパーソナリティ傾向が認められ，F60.6 不安性（回避性）パーソナリティ障害とした。さらにこの症例をDSM-IV-TRの301.82 回避性パーソナリティ障害の診断項目と比較してみると，(1) 批判，否認，または拒絶に対する恐怖のために，重要な対人接触のある職業的活動を避ける，(3) 恥をかかされること，またはばかにされることを恐れるために，親密な関係の中でも遠慮を示す，(4) 社会的な状況では，批判されること，または拒絶されることに心がとらわれている，(5) 不完全感のために，新しい対人関係状況で制止がおこる，(6) 自分は社会的に不適切である，人間として長所がない，または他の人より劣っていると思っている，(7) 恥ずかしいことになるかもしれないという理由で，個人的な危険をおかすこと，または何か新しい活動にとりかかることに異常なほど引っ込み思案である，の6項目には少なくとも該当した。また，回避性パーソナリティ障害の基本事項である，成人期早期までに始まり，多様な場面で表れ

る，社会的制止（social inhibition），不全感（feelings of inadequacy），否定的評価に対する過敏性（hypersensitivity to negative evaluation）を満たしていた．

　笠原[13]はさらに詳細に，初診時に精神病症状がとらえられなくても，妄想性障害ないしは統合失調症を念頭において治療を進めるべき患者の臨床特徴を次のように述べている．

(1) 対人恐怖の病態構造があいまいである．
(2) 状況依存性が画然としない．
(3) 関係念慮の対象が拡散している．
(4) 関係念慮と身体的欠点の関連が明確でない．
(5) 加害性よりも被害性が優位である．
(6) 自責感よりも他罰的な訴えが多い．
(7) 体感異常や離人症などを合併している．
(8) 周囲との親密な感情接触を求める心性が乏しい．
(9) 症状から見て現実とのかかわり方が了解しにくい．
(10) 家族の評価や面接時の印象が精神病性人格変化を疑わせる．

　本患者の場合，(1) 自己臭恐怖が主体であり，視線恐怖は自己臭恐怖に付随するものであったが，「自分をよく知らない不特定多数」の人が「自らの臭いをどのように感じているか」がテーマであり，病態構造は比較的明瞭であった，(2) 電車のなか，大学の講義中など，友人のいないところで症状が生じるというもので状況依存的といえた，(4) 自己臭という身体的症状と関係念慮が明確であった，(5) 自己臭による加害性が優位であった，(6) 自己臭により他人に迷惑を与えるのでないかという自責感が主体であった，(7) 体感異常，離人症は合併していない，(8) 周囲との綿密な感情接触を求める心性は乏しい，(10) 面接時，感情鈍麻や思考内容の貧困化などは感じさせず精神病性人格変化とは言いがたい，これらの点が本患者は重症対人恐怖症と診断したほうがよいことを支持する所見であった．一方，(3) については，「自分をよく知らない不特定多数が対象」であり，むしろ，関係念慮の対象が拡散していた，(9) 高校時代部活でスポーツをやっておりそれ以来自己臭が生じており，症状の発現には一応の理解ができるものの，現時点ではスポーツをやっているわけではなく完全に了解できるとは言いがたい，これらが妄想性障害の可能性を示唆する所見であった．

　なお，慢性期統合失調症を示唆する所見はなく，現時点でそれは否定的である．また山下[21]による分類では関係妄想性を有する確信型対人恐怖に該当す

ると思われた。

重症対人恐怖症は，ICDやDSMにおける不安障害のなかの社交恐怖（社交不安障害）とはその性質を異にしており，パーソナリティ障害を併存する可能性を秘めている。本患者のように，F60.6不安性（回避性）パーソナリティ障害を併存するものもあり，その治療には，表面的な社交不安に対してだけではなく，それを形成するに至った発達過程や社会環境に配慮し，認知療法を進める必要がある。

認知療法導入とその経過，治療の焦点について

社交不安障害に対する認知行動療法（cognitive-behavioral therapy, CBT）の効果については，薬物療法単独，認知行動療法単独，薬物療法と認知行動療法の併用療法の三群間での比較研究が世界各国で行われている。また薬物療法においては，社交不安障害のような不安障害においては，プラセボ対照の無作為割り付け比較試験（randomized controlled trial: RCT）が行われるのが世界の趨勢とすら言えるようになっている。しかし，社交不安障害に対するこれらの効果研究では，矛盾する様々な結果が報告されているのが現実であろう。ただこういった状況のなかで，プラセボ対照の薬物二重盲検試験の結果に基づき，わが国ではフルボキサミンとパロキセチンが適応症を有している。

重症対人恐怖症と呼ばれるものは，社交不安障害とは異なり，その病理の深さからそのまま認知行動療法の手法が使えるかどうか一考を要する。また一口に認知行動療法といっても，重症対人恐怖症が対象患者の場合，認知療法的方法から導入し，次第に行動療法的方法に移るほうが，その患者の病理全体を理解するのには役立つ。

今回は，他院からの紹介状に，抗うつ薬が無効と記載されていたため，認知療法を開始した。まず，自動思考質問表による記載から，低い自己評価をとらえることができ，それが，受験やクラブ活動での失敗などに起因することが考えられた。そして本患者の場合，中核的信念は「人に嫌われたくない」という点にあり，自分の臭いが他人に嫌な思いをさせ，皆に嫌われるのではないかという構造を示していた（図2）。また，この自己臭恐怖の他に，視線恐怖も伴っていた（図3）。しかし視線恐怖は，自分が臭うかどうかを他人が見ているのではないかというもので，自己臭恐怖に端を発するものであることが推測された。

症例経過でも述べたが，患者特有の思考パターンに対し，反証となる部分，

すなわち他人の仕草や雰囲気が、決して患者自身の臭いを探るためでなく、他人の一連の動作を表しているにすぎない、他人自身の感情が反映されているにすぎないといった、「別の見方」を、繰り返し議論した。その結果、(不安感／恐怖感を抱きながらも) 他人と接触することを回避する、すなわち社交状況回避に対しては改善をもたらすことができた。

認知療法が奏効したのか、薬物療法が奏効したのか

今回の認知療法では、数回の施行内では、患者自身の認知療法に対する意欲がもうひとつであり、さらに患者の希望があり、フルボキサミン投与を併行した。よってこの症例について、薬物療法が効を奏したのか、認知療法が効を奏したのか正確に判定することは困難であった。患者は、「服薬によりずいぶん不安が取れた」と述べており、認知療法を併行する意味がどの程度あるのかが問題となる。実際の現場では、認知療法と薬物療法については、まず患者自身の選択に基づき決定されるが、最終的には、併用となることが多い。本患者の場合、薬物療法は少なくとも、外出する際の不安を和らげ、自己臭恐怖に関する不安も減少させることができた。

EBM に基づく医療がうたわれるが、実際の医療臨床においては、EBM で得られた知見のみを盲信することは現実的ではない。精神療法にも折衷的な方法が診察場面で用いられるように、薬物療法と認知(行動)療法の双方を臨機応変に用いることは、もっとも優れた方法ではないかと考える。

重症対人恐怖症に対する認知療法

本患者は、LSAS-J の得点は確かに減少したものの、実際の患者自身の行動パターンから見ると、社会的活動性が著しく増やしたり、対人接触技能の向上が見られたとはいえなかった。認知療法により患者のスキーマや信念にまで触れたとしても、その改変に至るのは容易なことではない。本患者の場合、鈴木の重症対人恐怖症の改善基準[20]に従えば、C段階 (対人恐怖の症状不安はあるが日常の対人的生活は一応普通にできる状態) を下回り、日常の対人的生活は限られた人物としかできないというのが現状である。

Barber と DeRubeis[4] は、うつ病の場合の認知療法の作用メカニズムとして、スキーマそのものの修正が行われる「調節モデル (accommodation model)」、うつ病スキーマの脱活性化と既存の良性スキーマの活性化という「活性化・脱活性化モデル (activation-deactivation model)」、否定的思考を削減するため

に使える技能の獲得という「代償技能モデル（compensatory model）」という3つを挙げた[10]。このうち「代償技能モデル」は「スキーマの本質的な修正には至らないものの，非機能的認知を同定しそのつど中和していくような技能が獲得されるもの」を意味している。今回の症例の改善過程も，前回筆者が報告した症例[20]と類似しており，このモデルは，前回同様に，本症例の認知再構成の理論的根拠と成り得ると思われた。

4. おわりに

不安性（回避性）パーソナリティ障害を伴った重症対人恐怖症を経験し，薬物療法とともに認知療法によるアプローチを試みた。今回はLSAS-Jで得られた減少得点ほどに全体的改善は得られなかったが，重症対人恐怖症の場合，スキーマに迫る認知療法の限界であるかもしれない。ただ，不安状況に遭遇したときの認知面での対応法（適応的思考）を会得することで，他人と交わる場面に参加するのを回避すること（社交状況回避）の改善を見ることができた。

文　献

1) 朝倉聡，傳田健三，小山司（2000）：対人恐怖／社会恐怖の薬物療法．臨床精神医学 29, 1121-1128
2) 朝倉聡，井上誠士郎，佐々木史ほか（2002）：Liebowitz Social Anxiety Scale (LSAS) 日本語版の信頼性および妥当性の検討．精神医学 44, 1077-1084
3) Asakura, S., Tajima, O. & Koyama, T. (2007)：Fluvoxamine Treatment of Generalized Social Anxiety Disorder in Japan: A Randomized Double-Blind, Placebo-Controlled Study. International Journal of Neuropsychopharmacology 10, 263-274
4) Barber, J. P. & DeRubeis, R. L. (1989)：On Second Thought: Where the Action Is in Cognitive Therapy for Depression. Cognitive Therapy and Research 13, 441-457
5) 樋川毅，多賀千明，井上和臣ら（1996）：職場復帰に認知療法が奏効した反復性うつ病の一症例．精神科治療学 11(5), 479-485
6) Hollon, S. D. & Kendall, P. C. (1980)：Cognitive Self-Statements in Depression: Development of an Automatic Thoughts Questionnaire. Cognitive Therapy and Research 4(4), 383-395

7) 井上和臣（1992）：認知療法への招待．金芳堂，京都
8) 井上和臣（1996）：人格障害の認知療法．大野裕，小谷津孝明編　認知療法ハンドブック（下巻）．星和書店，東京，79-100
9) 井上和臣（1998）：心身症の治療6　認知療法．心療内科 2，234-239
10) 井上和臣（1998）：認知行動療法．精神科治療学 13（増刊号），129-133
11) 井上和臣，渡辺元嗣（2000）：対人恐怖／社会恐怖と認知行動療法．臨床精神医学 29，1099-1104
12) 笠原敏彦（1995）：対人恐怖と社会恐怖（ICD-10）の診断について．精神神経学雑誌 97，357-366
13) 笠原敏彦（1997）：社会恐怖症．松下正明，浅井昌弘，牛島定信ほか編　臨床精神医学講座 5　神経症性障害・ストレス関連障害．中山書店，東京，116-127
14) 笠原嘉，藤縄昭，関口英雄ほか（1972）：正視恐怖・体臭恐怖――主として精神分裂病との境界例について．医学書院，東京
15) 中村敬（2000）：対人恐怖症／社会恐怖症の精神病理――多次元的モデルによる検討．臨床精神医学 29，1093-1098
16) 日本精神神経学会（2008）：精神神経学用語集 改訂 6 版．新興医学出版社，東京
17) 大野裕（2003）：こころが晴れるノート――うつと不安の認知療法自習帳．創元社，大阪
18) Stein, M. B., Fyer, A. J., Davidson, J. R. et al. (1999): Fluvoxamine Treatment of Social Phobia: A Double Blind, Placebo-Controlled Study. American Journal of Psychiatry 156, 756-760
19) 鈴木知準（1979）：入院森田療法における対人恐怖患者の追跡調査．精神医学 21，1203-1211
20) 多賀千明（2003）：重症対人恐怖症に対する認知療法の試み．井上和臣編　認知療法ケースブック（こころの臨床 à・la・carte 22（増刊号 2））．星和書店，東京，79-86
21) 山下格（1997）：対人恐怖の病理と治療．精神科治療学 12，9-13

第12章

セックス・セラピーを求めてきた夫が不安性(回避性)パーソナリティ障害の一症例

1. はじめに

　セックス・レスの相談では，セックス・レスの期間が3カ月とか比較的短いものであれば，主に行動技法が中心に進められるが，期間が5年とか8年という長期にわたる場合や未完成婚などでは，認知面と行動実験を併用する夫婦認知療法が有効な方法であろうと考える。今回は，夫に不安性(回避性)パーソナリティ障害が疑われる夫婦に対して，夫婦認知療法を試みた症例を紹介する。
　今回症例を提示するに当たり，当該する夫婦に提示する旨を伝え同意を得た症例である。また，提示するに当たり匿名性の保持に配慮し，本質を変えない範囲で一部改変している。

2. 症　　例

　夫：38歳，会社員，妻：35歳，専業主婦。未完成婚。

初診時主訴
　結婚後からセックス・レス。夫がセックスを避けている。
生育歴及び家族構成
　夫：父親(68歳)は家庭に無関心で，残業が多いのと毎日呑んで帰ってくるために，0時を回ってからの帰宅が多かった。また，勉強にはとくにうるさく，学校での成績など逐一チェックをされ，成績が悪いときには殴られたりし

た。母親（65歳）は，父親には逆らえずに，いつも罵声を浴びせられても我慢をしていた。本人が小学校5年（11歳時）に母親がうつ病になり，1カ月の入院をしている。また，本人が父親に叱られていても，かばうことができずに，また，かばおうとしても反対に父親に殴られてしまうために，いつもオロオロして父親の顔色をうかがっていた。

妹（36歳）は，まったくといっていいほど父親にも怒られることなく，母親ともよく買い物などに行ったりしていた。自由にさせてもらっていた。

妻：父親（66歳）は，本人が一人娘だったために，とても優しく，また，母親（63歳）からも同様に優しく育てられる。

既往歴

夫：28歳時に適応障害，妻：特記事項なし。

生活歴及び現病歴

夫：小学校に入学するまでは，とくに問題はなく，妹とも遊んだりしていた。小学校に入学後から，父親が勉強のことをうるさく言うようになる。小学校4年時に父親の転勤で，現在の住まいとなる。転校先の小学校では，クラスに馴染めずに，1人でいることが多かった。転校前からも両親はよく喧嘩をしていたが，転校後からは，とくにひどくなり，父親が呑んで帰ってくる日が増え始める。また，夜中に呑んで帰ってきたときに，寝ているのをたたき起こされ，いきなり勉強のことで叱られたりすることが何度もあった。このころより父親に対しての恐怖心が強くなり始める。小学校5年時に，転居後から母親が近所づきあいで上手くいかないことが続いていたことと父親が呑んで帰ってきては，罵声を浴びせる頻度が多くなったことから，母親がうつ病となり，1カ月の入院をする。入院時は，父親はいつもより早く帰るが，母親がうつ病になったことで，自分がどれだけ迷惑を掛けられているかを怒りに任せて言われていた。まるで自分が責められているような気がしてとても怖かった。小学校5年時には学習塾に週4回通い始める。中学は，受験をして希望の中学に入学をする。このときに一度だけ父親に褒められた。中学に入学後は，父親の遅い帰宅時間や父親と母親の喧嘩は相変わらず続いており，ご近所に聞こえるような怒鳴り声を出し，外に出るのが恥ずかしくなってきていた。学校では，とくに友人がいるわけでもなく部活動をするわけでもなく，どちらかというと人を避けるようになり始める。また，夜中に父親に起こされるのではないかという思いが強くなり，眠るのが怖くなる。中学3年のころより，家のことや学校のことを考えて，すべてにおいて，虚しくなり，自分が無価値な人間で生きていて

も仕方がないのではないのかと考えることがしばしばあった。中高一貫校であったために、そのまま進む。高校時代は、人を避けるだけではなく、人が怖くなることもしばしばあった。また、自分が意見を言って批判されたりしたらどうしていいのかがわからずに、授業中に意見を求められても言えないことが多くあった。高校1年のとき、両親の離婚問題で険悪なムードが1年にわたって続いていた。学校でも家でも安心できる場所がなく、帰っても部屋に閉じこもることが多くなり、夕食も1人自分の部屋でとっていた。

大学受験のときには、父親と大喧嘩をはじめてする。父親は国立大学進学を希望していたが、その学校には自分の学びたい専攻がなく、また、行きたい私立大学があったために、その受験科目の勉強をしてきたために、受験をすることはできなかったのだが、父親に私立であれば受かってもお金を出さないと言われたために、急遽、国立大学を受験するが合格せず、浪人生となる。1年の浪人後は、希望する大学ではなかったが、自分の学びたい専攻があったために、入学をする。その後、修士課程へと進み、卒業後はIT系の企業に就職する。大学時代は、親から離れ一人暮らしをする。ほとんど家にこもりっきりで、人との接触を極力避けていた。

就職後は、システムエンジニアとして、コンピュータに向かう日々で、会議やミーティングなど、人と接しないといけない場面は出るが、ほとんどが1人でこなす仕事であったために、続けることができていた。28歳時、主任に昇格し、部下が3名できたが、それと同時に不適応状態となる。どう接していいのかがわからず、「自分が否定されてしまうのではないか」という不安、「能力のない上司」と思われるのではないかという不安から、会社を休み始める。そのときに精神科を受診し、適応障害と言われ、2カ月休職した後、会社内にある技術職という職種に就き、給与額やアップ率は多少下がるが、部下を持たずに、コンピュータに向かうだけの仕事に変更する。その後は、会社ではほとんどをコンピュータの前で過ごし、ミーティングや会議も本当に必要なときにだけ出るというスタイルで仕事を行っていた。

日常生活では、一人暮らしでまったく人に会うこともなく、休日も家で一日中過ごすスタイルであった。

妻とは、X-3年に父親の勤めている会社関係の人から両親に見合いの話が来て、まったく乗り気ではなかったし、社会的に不適応感も持っていたし、会って断られたらと思うと怖くなったり、長所のない自分がそんな席で、恥ずかしい思いをさせられたらどうすればいいのか、などの考えのために断ろうと考

える。しかし，両親と話を持ってきてくれた人にどうしてもと言われ断れなくなり，見合いをすることとなる。当初はまったく信じられなかったが，相手がとても気に入ったとの話が来るが，自分の中では好かれているという感じがないままに，何回かデートをする。X－2年春に結婚をすることになるが，デート期間には，セックスはもちろんのことキスもしないままに結婚となった。

新婚旅行先でも，日中はいろいろなところを回って楽しく過ごすこともあったが，どうしても抱き合うとか親密な関係になりそうな場面では回避し，セックスはなく，ベッドは一緒だったが本人は横を向いて眠る状態であった。

X－1年春，妻に身体でも悪いのではないかと言われ，いやいやながら泌尿器科を受診し，器質的問題ではなく，「心理的な問題でしょう」と言われる。「必要であればバイアグラを処方します」と言われたが，そのまま帰宅する。

その後，性生活について3度ほど話をするが，毎回最後には，俺が悪いと言って謝るがまったく何も変わらないために，妻が「一度，専門家に一緒に話を聞いてもらいましょう」と訴えるために，今回，妻が当センターのホームページを見つけ，夫を説得し夫婦で来所する。

妻：小学校から大学までの一貫校を卒業。3歳からピアノを習い，幼稚園時代は，小学校を受験するために塾に通っていた。小学校は両親の希望の学校に入学し，友達がすごく多いというわけではないが，誕生日パーティーなどには友人たちを家に呼んで楽しく過ごしたりしていた。また，大学を卒業するまでは，毎年2回は家族で旅行をしていた。結婚するまでは，上場会社の事務職をしており，仕事上でも対人関係上でも問題もなく，長期休暇のときも友人たちと旅行を楽しんだりしていた。

学　歴

夫：大学院修士卒，妻：大学卒。

結　婚

夫：36歳，妻：33歳。

性　格

夫：無口で内向的，神経質，人を避ける，非社交的。妻：おっとりしている，物静か，物事にあまり執着をしない，どちらかというと社交的。

飲酒，喫煙

夫：毎日ビール350ml 1缶，タバコ1日10本。妻：たまに飲む程度，タバコは吸わない。

宗　教

夫婦ともとくになし。
性的状態
　夫：早朝勃起／有。夢精／無。マスターベーション／有，週2から3回，手。射精／有。性体験／無。
　妻：マスターベーション／有，1カ月に1回程度，オルガズム／有。性体験／無。寝室／同室にシングルベッドが2つ。
マスターベーション
　夫：始めた時期，中学3年（14歳），アダルト雑誌を見ながら手で行う。頻度／当時はほぼ毎日，気持ちがいい。
　妻：始めた時期，大学4年（21歳），たまたま買った女性誌を読んでいて興味本位で行ってみた。はじめは，よくわからなかったが，だんだんと気持ちがよくなってきた。

　実際の相談経過を第1期（導入期），第2期（夫婦での認知の同定と検討），第3期（行動実験の併用），第4期（予防と少しの拡大）に分けて記載する。

第1期：導入期（第1回～第3回）
　初回面接は，夫婦で来所。面接時間は90分，2回目以降の面接時間は，45分とした。
　初回では，生育歴，現病歴に示したような今までの経過について述べた。来所時の夫の印象は，過剰なほどの礼儀正しい人で，とても緊張した状態であった。質問には淡々と答えてくれるが，セックスの問題になると，妻に迷惑を掛けているとは言うものの，どうしてできないのかということについては，黙ってしまう。また，職場でもそれ以外でも人との交流はなく，かろうじて妻との交流があるといった状態である。
　妻の印象は，礼儀正しい，おっとりとした人。性経験がないために，セックスという表現がなかなかできずに，「あれが（セックスが）ないんです」というあいまいな表現をする。
　認知モデルの説明（**図1**）を行い，セックス・レスの状態がどのようにして起こっているのか認知モデルを用いて説明を行った。また，2回目，3回目を個人の面接にすることを伝え終了。

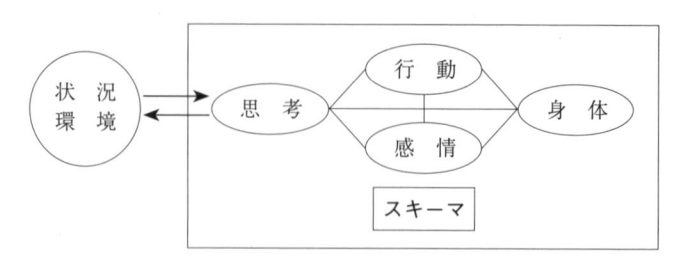

図1 認知モデル

第2回／夫のみ

　セックスができないで，妻に迷惑を掛けているとは言うもののセックスの話題になると，言葉が急に少なく，質問に対して答えようとはしない。その言葉が少ない中で「私がセックスのやり方を知らないと知ったら，妻は去っていってしまう」「妻が私のことをバカにする」「もし，セックスを行ったとしても上手くいかなかったら，どうしていいのかわからない」「そもそも妻とのセックスの相性が悪いと思う。他の女性であればできると思う」と述べる。

　普段の対人関係についての質問には，

　「職場では今も，これから先も1人で行うポジションの仕事のために問題なくやれるとは思うが，会議とかではそのたびに不安になる」。

　どうして不安になるのか。

　「私に能力がないということが知られたらどうしていいのか」「反対されたらどうしていいのかわからない」。

　本人は，相談を行うに当たって，妻との関係のみで，職場での対人関係の問題については，今は問題がないので，扱いたくないということで筆者も了解をする。

第3回／妻のみ

　家庭での夫との性的な関係以外は，おおむね良好ではあるが，自分が生理などで体調が優れないときには，どうしてかはわからないが，夫が妙に私を避けるときがある。仕事の内容は理解しているが，職場で何があったのかということは，家でも一切話さない。

　夫は，まったくご近所づきあいはしないし，友人もいない。休日も出かけたりはするが，基本的には家で過ごすことが多い。

　ここまでで筆者は，本人は確信度の高い中核的信念を持っており，そのため

に妻と親密な関係になることを避け，また，生育歴からも人を避けるために引きこもりや対人交流での問題が生じ，現在の職場での対人関係の問題にもなっている回避行動をすることによって，それがより自己評価を低くするという悪循環が起こっていると考えた。

相談目的として本人は，職場での対人関係問題については，相談を望んでいないためにセックス・レスに焦点を当て夫婦認知療法を行うこととした。なお，筆者の中では親密な夫婦関係を築いていけるようになることで，対人関係問題の解決に拡大していくことを期待しながら相談を行うこととした。

第2期：信頼関係問題と夫婦での認知の同定と検討（第4回～第12回）

相談期間は1週間に1回のペースとする。

第4回では，本人が相談に来ることを渋ったという妻の報告を受け，そのことについての話から始める。

Co：相談に来られる前に家で，どういうことが頭に浮かんでいましたか。
夫：なんとなく面倒だなと思っていました。
Co：面倒ですか。それ以外には浮かんでいたことはありませんか。
夫：妻と一緒に行って，いろいろと私の話をしないといけないし。
Co：いろいろと話さないといけない？　というのはどういうことですか。
夫：先生だってどういう人かもよくわからないし，そこで，いろいろな話をして，妻に愛想つかされたり，軽蔑されたりしたらと思うとなんか行きたくないなと思ったのです。

この後も夫と筆者のやり取りが続き，「先生に何も知らない奴だなと思われたり」「相談してもよくならないなと思われはしないか」「妻にもこんな人だったのと思われはしないか」という回避に結びつく自動思考について述べた。

次に自動思考の説明を行い，ご夫婦に，**図1**の認知モデルを使用して，第1回目よりも詳しく現状の説明を行う。次に，今後の進め方として，日常生活場面での認知再構成法を行い，次に行動実験としてセクシャルな場面からセックスに近づけていきながら同時に認知再構成法を行っていくことを説明，ホームワークとして，夫婦に，マイナスな気分になったときのコラムの記入。

第2期での前半では，本人との信頼を築くことが必要であり，そのためには治療者は楽観的であり，粘り強く関わろうとすることが必要になる。本症例で

表1 自動思考記録

状　況	気　分	自動思考	妻の考えていたこと
9/X 妻と夕飯を食べているとき，私たちがよくなるためにも，ホームワークをちゃんとしないといけないという話となったとき。	不安。	・妻に愛想つかされてしまう。 ・書き出すと，私の考えていることが妻に知られて，妻から別れ話が出たらどうしたらいいのか。 ・この先やっていけるのか。	・夫がよくなるためには，なんでも2人で協力していかないといけない。 ・夫が少しでも楽になれるように，プレッシャーを掛けないようにしないといけない。

も本人が筆者に対しての疑いと拒絶の恐れを第4回目の来所を渋るという形で表したために，相談の中で自動思考の検討を通して信頼の構築を行っていった。ホームワークは，コラム法の形ではなく，ネガティブな気分になったときに頭に浮かんでいたことを書き出すこととした。

第2期での中盤からは，本人はコラムの記入が行えるようになり，コラムについての検討を本人，妻，筆者が面接場面で行うこととした。妻の考えていたことの欄は，面接場面で本人が書いた内容に対して，そのときに妻が考えていたことを思い出して書き込んだものである（**表1，表2**）。

このコラムのように，本人に対して妻が考えているであろうと思われる考え方と，妻が実際に考えていた事柄や状態の相違を繰り返し面接場面で修正を行った。そこで，本人に対し，自動思考と実際が違っており，本人が考えていたようには，妻が考えていないことを少しずつではあるが，理解していくようにする。

この時期に認知のプロフィールの作成を行った（**図2**）。

第2期での後半からは，今までの面接での本人の自動思考と妻の考えていたことの違いを踏まえて，自ら自動思考に対して，適応的思考（本当はどうか）の課題をホームワークとした（**表3**）。

第3期：行動実験の併用（第13回〜第24回）

相談期間を2週間から1カ月に1回のペースとする。

表2 自動思考記録

状　況	気　分	自動思考	妻の考えていたこと
9/Y　朝から妻が不機嫌で，何を話しても素気ない。	不安。	・俺のことが嫌いになったのか。 ・妻からも好かれずに，人からも好かれないということは，やっぱり俺は誰からも好かれないということか。	生理痛がひどくて，実際のところ夫のことは考えられないでいました。

中核的信念
　自　己
　　私は無価値で人から好かれない。
　　私は不快な感情には耐えられない。
　他　者
　　人は私に批判的で，無関心で恥をかかせる。

条件つき信念
　もし本当の私を知ったら，人は私を拒否するだろう。
　もし私が新しいことをしても，失敗するだろう。

道具的信念
　新しいことにはチャレンジしないでおこう。
　不快な状況は避けるようにしておこう。
　不愉快なことを考えたり，感じたりすることを避けるために気を紛らわさなければならない。

方　略
　人から評価される可能性のある状況を回避する。
　ネガティブな感情や思考を回避する。

図2　認知プロフィール

　出かけるときにはハグは問題なくできるが，くつろいでいるときにハグはできないし，キスもできない。
　行動実験を行ううえで筆者は，相談を重ねていく中で，当初本人が述べた，妻とのセックスの相性が悪いという問題は，本人は，実際には今まで一度も女性とのセックスの経験がなく，回避するためのいいわけであろうと考えた。
　そこで，スポーツと関連づけて，セックスについては初心者である説明をする。

表3 自動思考記録

状　況	気　分	自動思考	適応的思考
10/X 妻にカウンセリングを始めて，10回ぐらいになるよね，と言われたとき。	落ち込み。	・どうしようもない男だと思われている。 ・こんなに時間がかかっても何も進まない，もう別れるしかないと思われている。	・今まで自分の自動思考について，妻とカウンセラーで話をして，自分の考えが飛躍していることがわかってきている。 ・妻はたんに数字的なことを言っただけだろう。今までカウンセリングを行っていることについて，批判めいたことを妻から聞いたことがないから。

　「セックスは本能でスポーツとは違うとお考えになるかもしれませんが，スポーツでもセックスでもはじめて行おうとしたときには全員初心者であります。そして，初心者というのは失敗がつきもので，この失敗も実は失敗ではなく経験がないために起こることで経験をつめば解消することではあります。例えば，テニスでもゴルフでもはじめはボールに当たらずに空振りをしたり，スポーツとは違いますが赤ちゃんがはじめて立つためにたくさんしりもちをつきます。この経験から試行錯誤しながら少しずつ上達をするのですが，では経験がないからといって初心者は楽しくないのかというとそういうことはなく，初心者は初心者なりに楽しめたり，上手くできなかった後に上手くできたことを楽しんだり，様々な技術を覚えることで楽しみを得たりします。セックスも同様ではあるのですが，はじめのころの経験を多くの人は話さないし，スポーツとは違いその場面を見ることもできないためにはじめて行うときには『みんなは上手くできているのだろうな』と不安が伴います（この後，筆者の失敗談を開示）。また，このように考える人もいます。『リードできないと男でない』と。しかし，セックスのある部分ではお互いが心地よくなるためにイーブンな関係がとても大切になります。だからどちらかが上・下の関係ではなく一緒に作っていくものであります。ご夫婦が初心者なのですから，上手くいかないことも含めて一緒に楽しみながら作っていくことが必要になります」。
　行動実験の第一歩としてホームワークはキスの課題を出すことから始める。
　課題を出すに当たって，キスが性的なもの，上手い下手の二分割思考に結びつかないように配慮しながら，どのようなキスが心地いいのかを2人が体験することを目的とし，課題は，唇を固くしたキス（唇がとんがっているような状

表4 センセート・フォーカス・テクニック

SF1：お互いの身体（性器を除く）を交互に愛撫し合い，相手のことを配慮せず，利己的に全神経に与えられた感覚や官能に集中し，タッチングを受けることを楽しむ。触れられた方の好みを相手に伝える。
SF2：SF1に性器へのタッチングを加えたもの。しかし，オルガズムには至らない程度。
SF3：女性上位で何度か短時間挿入する。自己刺激またはパートナーからの手や口による刺激でオルガズムに至る。
SF4：女性上位でオルガズムに至るまでペニスを腟内にとどめる。
SF5：男性上位でオルガズムに至るまでペニスを腟内にとどめる。

態）と唇をやわらかくしたキス（お互いの口が半開きの状態）を行ってもらい，お互いにどんな感じだったかを表現してもらう。その後，お互いが心地よいと思うキスを行うようにした。

次に，心地よいキスを日常的に行ってもらうことを継続しながら，タッチングの課題に移る。タッチングとは，筆者が便宜上つけた名称で，**表4**に示しているセンセート・フォーカス・テクニックの5段階に前段階として①から④を加えた方法のことをいう。

センセート・フォーカス・テクニックは，日本語訳では感覚集中訓練と訳されている。セックス・セラピーの基本的な手法で，アメリカのMastersとJohnsonによって開発される。その後にアメリカのKaplan博士によって，5段階の公式が作成され第1段階から順を追って，最終的に性交まで進むようにプログラム化されている。なお，プログラムの進め方においては，個人に合わせた柔軟なものであり，必ずしも順番に進めないといけないというものではない。

①お互いに着衣の上から肩もみと腰のマッサージ。始めるに当たって，当初は本人がはじめに受けその後に妻が受け，お互いにどのようにしてほしいかを伝え，気持ちがいいときには気持ちがいいと表現をすることにした。
②素肌に対して①の課題をする。
③お互いに着衣の状態でSF1を行う。
④下着だけでSF1を行う。
⑤下着もつけずにSF1を行う。
⑥SF2を行う。
⑦SF3（本人が男性上位を希望したために，女性上位から男性上位に変更す

表5　自動思考記録

状　況	気　分	自動思考	適応的思考
ホームワークの課題を行おうと服を脱ぎ始めたとき。	不安。焦り。	・妻に上手くできずに下手だなと思われないだろうか。 ・今日は課題をやる気分がしないな。 ・こんなことをして本当にできるようになるのか。	・先生の話で、スポーツと同じではじめから上手くいくものではないので、練習をしていく中で上手くなっていくものだ。

表6　夫の自動思考記録（課題⑦の自動思考）

状　況	気　分	自動思考	適応的思考
タッチングを行いながら、はじめて挿入をしようとしているとき。	不安。 [身体反応] 萎える。	・上手く入れられなかったら、妻にあきれられてしまうかもしれない。 ・なんとなく今日は、体調が悪いかもしれない。	・はじめての挿入で不安になっているが、どうしてほしいのかを聞きながら、同じように、ゆっくりと妻に確認しながらやればいい。

表6　妻の自動思考記録（課題⑦の自動思考）

状　況	気　分	自動思考	適応的思考
タッチングを行いながら、はじめて挿入をしようとしているとき。	不安。 うれしさ。	・痛いのかな。 ・ドキドキしてきた。	・みんな経験していることだし、痛くなる人も痛くない人もいるから、心配しても仕方がない。

る）
⑧ SF4（男性上位でオルガズムに至るまでペニスを腟内にとどめる）
⑨ SF5（女性上位でオルガズムに至るまでペニスを腟内にとどめる）

　タッチングの課題に入り、①、②、③は問題なく行うことができたのだが、④の下着だけでSF1を行うことに抵抗感が生じ課題ができなかったために、そのときのコラム（**表5**）を相談場面で記入する。次に、適応思考を書き加える前に、第2期で行った方法を取り入れ、妻がそのときにどのように考えてい

たかを相談場面で夫に伝え，その妻の言葉を踏まえたうえで適応的思考の記入を行った。

課題⑦での抵抗は課題の親密度が高くなったことで，回避行動をとったものと考える。そこで，今後は，妻も課題を行っているときの思考をコラムの形で記入する。相談では，お互いに記入したものを，検討する形で進める（表6）。

また，ネガティブになるときには，どのようにしてほしいのか，気持ちがいいときには気持ちがいいと相手に伝えることをしないために，考えてしまっている。そこで，お互いに相手にどのようにしてほしいのか，気持ちがいいときには気持ちがいいと伝えることを再確認する。

第4期：再発予防と少しの拡大（第25回・第26回）

セックスができるようになったことで，今まで親密になることを避けていた思考について振り返る作業を行った。また，本人には，他の人間関係においても今回のことを踏まえて取り組んでいくことが可能であることを伝える。

3. 考察とまとめ

本症例は，対人関係での回避行動，低い自己評価，不適切感，否定的評価に対しての過敏反応などがあったが，本人の希望からセックスを行うことが不安なためにセックス・レス状態を解決したいという訴えに対して夫婦認知療法を試みた。

セックスの問題は，近年では性障害を扱う3つの流れがあり，1つは精神分析の流れであり，2つ目としては，行動療法の流れ，3つ目はマリッジ・カウンセリングの流れである。

しかし，どの療法も一長一短があり，すべての性障害に対応できるものではなかったために，現在では狭義のセックス・カウンセリング（セックス・セラピー）はこの3つを統合したものをいう。セックス・カウンセリングでは，カップルの合同面接を基本とし，性障害の問題を解決することを目的に直接的に問題に焦点を当てるが，治療が進まない場合や患者が変化に対して抵抗を示す場合には，精神療法的アプローチを加えながら治療を行う。

セックス・カウンセリングのもう1つの特徴としては，認知療法／認知行動療法同様に自宅でのホームワークに重点が置かれる。面接場面では，カップル

（夫婦）のホームワークでの結果を分析し，カップル（夫婦）が行える形での性的な行動課題を患者との相談の中で決定し実行できるようにプログラム化することにある。患者は，プログラム化された行動課題を行っていく過程で，パートナーとの関係をよりオープンで自然なものにすると同時に，お互いの性的な側面を開発し，深めていくものである。

筆者は狭義のセックス・カウンセリング（セックス・セラピー）の方法は認知療法に非常に近いものであると考えている。実際，セックス・カウンセリングでの精神療法的アプローチの中には認知療法も含まれている。

認知療法でも同様にセックスの問題を扱う場合には，夫婦合同面接が基本となり，セックスそのものの行動課題に加えて，セックスについての捉え方やセックス場面でのお互いの言動や態度の捉え方の修正がとても大切になる。

相談の進行
①治療関係の安定

Beckも，回避的な患者では，純粋に患者を心配する治療者を疑い，治療者に拒絶されることを恐れるという点が問題であると述べているように，今回は，治療関係及び妻との関係の安定化を目的に，相談開始から前半は相談場面での筆者に対しての本人の自動思考と夫婦で相談に来ている妻に対しての自動思考に焦点を当てた。

②非機能思考記録表を介しての夫婦相談の効用

否定的な思考を書き出すこと自体が本人にとっては大変なことであるが，当初から治療関係や妻との関係での自動思考に対して相談場面で修正を行っていたために，当初は回避して書いてこなかったりしたが，書いてきたときには，自動思考に対して，そのときの妻の実際の思いをフィードバックすることで，本人の自動思考や思い込みに対して，妻から実際に考えていたことを聞けることが，自動思考の修正に効果を示した。

③夫婦による行動実験の多用

セックスの問題を扱う場合には，行動実験がなくてはならないものであるが，今回のように回避傾向が強い患者の場合には，課題設定の段階での相談が重要になる。また，行動実験を回避させないようにするには，面接当初での認知再構成法が重要ではないかと考える。今回は本人が行ってきた自動思考に対して妻からの直接のフィードバックを得ることで，妻との関係の捉え方が修正でき，その後セックス課題である行動実験を行い，並行して本人の認知再構成法に妻

の思考記録を加えたことは,セックス課題の実行や自動思考の修正を強固なものにすることに役立った.

今回,対人関係全般に対しての介入ではないために「スキーマの再構築・修正」というレベルには至っていないかもしれないが,妻との関係については,夫婦認知療法によって妻という条件つきではあるが「妻に対してのスキーマの再構築・修正」は行えたのではないかと考える.

文　献

1) Beck, A. T., Freeman, A. & Associates (1990): Cognitive Therapy of Personality Disorders. Guilford Press, New York. 井上和臣監訳 (1997):人格障害の認知療法. 岩崎学術出版社, 東京
2) 井上和臣編 (2003):認知療法ケースブック (こころのりんしょう à・la・carte 22 (増刊号2)). 星和書店, 東京
3) Kaplan, H. S. (1987): The Illustrated Manual of Sex Therapy. Brunner/Mazel, New York. 阿部輝夫監訳 (1991):図解 セックス・セラピー・マニュアル. 星和書店, 東京
4) 日本性科学会監修 (2005):改訂第2版 セックス・カウンセリング [入門]. 金原出版, 東京
5) 大野裕, 小谷津孝明編 (1996):認知療法ハンドブック (下巻). 星和書店, 東京

第13章

パニック障害をともなった依存性パーソナリティ障害に対する認知行動療法的介入

1. はじめに

　依存性パーソナリティ障害の患者のスキーマは1つは「無力感」であり，もう1つの要素は「依存心」である[4]。しかし臨床の場面で，患者が，治療を求めてくるのは能力や独立心を養うためでなく，不安障害やうつ病などのⅠ軸障害を訴えてくることが多い[4]。今回，もともと過保護な両親に養育され，パニック障害を発症して「無力感」が高まり，パニック障害の治療を求めてきた依存性パーソナリティ障害の患者を治療する機会を得たので報告する。
　治療から脱落したり，治療者に依存性を生じないように治療関係性に注意しながら治療を行い，パニック発作をある程度コントロールできるようになることで，無力感や，行動障害がある程度軽減できた。典型的な認知行動療法の構造はとれなかったが，診察の場面で認知行動療法をベースにした介入が効果があったと考えられた。なお症例の記載に関しては個人が特定できないように，論旨に差しさわりのない範囲で情報を加工した。

2. 症　例

症　例
　初診時37歳，女性，A氏。
初診時主訴
　人混みや狭い空間で，パニック発作をおこす。そのため地下鉄や電車に同伴

者がいても乗れない．一人で行動することができない．

病前性格傾向
明るい，暗い，外向的，内向的，几帳面，親切，温厚，まじめ，おしゃべり，無口（外と内では2面性がある）．

家族歴
特記すべきことなし．

既往歴
特記すべきことなし．

生活歴・現病歴
同胞2名の第2子として出生．地元の高校，短期大学を卒業後，20歳でアルバイトや派遣社員として就労していたが，その後27歳でH市に行って派遣社員やアルバイトとして数カ所で働いていた．20歳代後半から30歳代前半にかけて通勤の電車の中で動悸，呼吸困難，発汗のため，電車を降りたりすることがあったがなんとかやり過ごしていた．当時は本人もパニック障害のことは知らず，何度か，身体的精査を受けるが診断はつかないままであった．35歳の時に通勤の途上で激しい動悸，胸部圧迫感，発汗，呼吸困難が出現することが頻回になり，救急病院を受診したが適切な診断がつかず，未治療のまま，徐々に通勤が困難となり，退職した．その後，帰郷して，知人であったB氏（女性）と暮らし始め，B氏と同じ会社で再び派遣として就労していたが，通勤途上の路上や，電車で同様の発作が再び出現するようになり，X－1年7月に緊急搬送された総合病院の精神科で，パニック障害と診断され，精神科の加療が始まった．仕事は精神科受診時に休職となり，約1年間通院加療をしたが主治医の転勤により，本院をX年6月に紹介された．

初診時現症
診察時，B氏と一緒に診察室に入室．

表情は硬く，こわばっており，過去の経過をワープロでまとめていた．こちらから質問をすると，B氏の方を向いて，相談しながら，話をするが，自分でまとめられなくなるとB氏に答えてもらおうと懇願するようにして黙り込んでしまい，最終的にB氏が答えることになっていた．

最初のパニック発作のエピソードについては20歳頃より出現しているようであったが曖昧ではっきりしなかった．パニック発作の程度は路上や電車の車中でめまいや息苦しさのため倒れ込んで，何度も救急病院に搬送されるような発作であった．

薬物療法であるが前医より1日に塩酸パロキセチン10mgとロフラゼプ酸エチル1mgを投与されていた。また前医のところで行動療法として不安階層表「1. 仕事, 2. 交通手段（地下鉄, 電車, バス）, 3. エレベーター, 4. 買い物（百貨店, 商店街, スーパー, コンビニ）」を作成して, 段階的に現実暴露を行っていた。日常生活表を記録していたので, 過去約1年の経過をみると精神科の加療が始まった当初はほとんど自宅に引きこもりがちで, B氏の外出時に一人で留守番をすることも困難で不安で泣いてしまうことも多かった。最近は月に2, 3度だけ, B氏と同伴の時しか外出できていなかった。また交通手段はB氏に同伴してもらいタクシーやバスは乗れていたが地下鉄や電車にはB氏が同伴であっても「またパニック発作で倒れてしまうのではないか」という予期不安が強く, 乗ることを回避していた。

今回本院に来た理由は前医から「パニック障害の専門医と聞いたから」と言い,「今の状態をなんとかしてほしい」と訴えたが, 具体的な治療目標は本人の意志としてはっきりしなかった。行動面についてはB氏なしでは外出もできず, 依存しており, また診察時の本人に対する問診の対応から判断すると明らかにパニック障害の広場恐怖だけでなく, B氏に対する強い依存がみられた。

この時点でパニック発作に焦点を絞って以下のように面接を進めていった。

Th：前医よりパニック障害と診断を受けていますが, パニック発作はパニック障害だけでなく, さまざまな精神的状態で起こります。よろしければ最近起きたパニックの発作のエピソードについて教えていただけますか？
Pt：一番最近では先週Bさんと商店街を歩いている時突然にめまいがして動悸や息苦しさが起こって座り込んでしまいました（B氏の方を向きながら）。
Th：その前後に何か, ストレスになることがありましたか？ またその時に何を考えていましたか？ 気持ちとしては不安でしたか？
Pt：その前日に実家に帰って, 親から「長く休んでいるのにまだ働けないの？」と言われ, 病気のことをなんで理解してくれないの, と思ったけど言えなくて, イライラしていました。
Th：それは不安から起こったというよりは言いたいことが言えなくてイライラや怒りから起こった発作でしたか？

Pt：そうですね。イライラだったかもしれませんが，あんまりよくわかりません。ですが，倒れそうで，すごい恐怖感がありました。こういうのがパニックではないですか？
Th：もちろん不安や恐怖感でパニック発作が起こることが一般的ですが，イライラや怒りからもパニック発作に近い症状が出ることがあります。現時点でどちらの発作かわからないので情報収集をしませんか？

そこで今まで行われていた行動療法を進めて，当面はＢ氏同伴なしで毎日一人でスーパーへの外出を目標とすることとした。
その行動療法にあわせてパニック発作の一般的な症状とパニック障害の認知モデルを説明した。そして本人がパニック発作と考えている発作がどんな発作なのか，情報収集をするためにパニック発作用の記録用紙に記入してもらうこととした。また投薬内容は継続することとした。

3. 治療経過

診察2回目

記録用紙（パニック発作のコラム法の表1①〜③）の結果から，パニック障害の典型的なパニック発作というよりは，Ｂ氏から離れることの分離不安的な発作である印象を受ける。そこで誘導的発見を意識しながら以下のように面接した。

Th：私の治療方針とＣ先生の方針は，どのように違うのですか？
Pt：Ｃ先生はとにかく，できることから始めて，なるべく外出できればいいと言われました。だから先生の方針に従ってできることから始めてなんとかＢさんと一緒であれば，外出できるようになりました。パニック障害の治療では行動療法が大切と聞いていたので，Ｃ先生の言われるままに毎回記録をきちんとつけていました。Ｃ先生も私が毎回きちんと記録をつけていることを評価してくれていました。ですが今回は先生の考え方や治療の仕方が違うので混乱しています。
Th：私もできることから始めるのはいいと思ますし，Ｃ先生のおかげでＡさんは外出が可能になって，治療初期の頃に比べるとかなり良くなって

第13章 依存性パーソナリティ障害に対する認知行動療法的介入 201

表1 パニック発作コラム法①

パニック発作の あった日時・状況	呼吸困難/窒息感	動悸	胸部不快感	発汗	めまい/ふらつき	現実感の喪失	嘔吐	熱感/冷感	震え/しびれ感	コントロールを失うことの恐怖	不安感	パニック発作の重症度評価	否定的解釈 (確信度の評価 0～100%)	合理的反応 (否定的解釈に対する確信度の評価 0～100%)
6月○日 15:00 地下街と商店街	△	△		△						△	◎	90%	①目の焦点が定まらず落ち着かなくなり焦りに似た症状 50% ②次回診察まで毎日一人で外出しなければならないというプレッシャーで気分が落ち込む 90% ③症状に対する見解も治療方法も今までと違うことに対し、「今までは何だったのか、これから大丈夫なのか、これからちゃんとできるのだろうか」と頭の中が混乱する 100% ④物事に対し性格上、順応する努力は怠らないが行動までに大変な時間がかかるため、課題（一人で外出）につらくてつらくて涙が出た 100%	①同伴者（B氏）と一緒での安心感と、自分自身で「もう少し我慢すれば大丈夫……」と唱えた 30%↓ ②できる範囲でやっていけばよい 80%↓ ③今はできることからずつやってみて、できないことはそのつど先生にわかってもらって、相談していけばよいのではないか 90%↓ ④今はできることから少しずつやってみて、できないことはそのつど先生にわかってもらって、相談していけばよいのではないか 90%↓

表1 パニック発作コラム法②

パニック発作のあった日時・状況	呼吸困難/窒息感	動悸	胸部不快感	発汗	めまい/ふらつき	現実感の喪失	嘔吐	熱感/冷感	震え/しびれ感	コントロールを失うことの恐怖	不安感	パニック発作の重症度評価	否定的解釈（確信度の評価 0〜100%）	合理的反応（否定的解釈に対する確信度の評価 0〜100%）
6月△日 15:30 スーパーに買物 レジ待ちから出口までの一人での行動（10分）		△						△			○	60%	①往復一人ではないが外出前は、憂うつになる 80% ②やはり一人になるとソワソワし不安感に襲われる 70%	①いつもの慣れたスーパーであるし近くであるし往復は一人ではないから大丈夫 30%↓ ②同伴者（B氏）が同じ場所のどこかにいるから何かあっても大丈夫と安心感 30%↓
6月□日 14:30 自宅の1階の集合ポストまで（3分間）	○			△				△		△	△	70%	①一人で外出しようとすると、考えただけで不安になり、外に出るのが怖い 70%	①自宅からそれほど離れない距離で、すぐ帰れると思った 20%↓
6月△日 18:00 買物（45分）				◎				◎		○	○	90%	外に出た瞬間から不安にかられ、イライラし冷や汗、血の気が引きつらく、どうにかなるのではないか 90%	同伴者（B氏）とともに買物をしている最中も落ち着かず、無理をして頑張らない、何かあっても一人ではないから大丈夫 80%

第 13 章　依存性パーソナリティ障害に対する認知行動療法的介入　203

表 1　パニック発作コラム法③

パニック発作のあった日時・状況	呼吸困難／窒息感	動悸	胸部不快感	発汗	めまい／ふらつき	現実感の喪失	嘔吐	熱感／冷感	震え／しびれ感	コントロールを失うことの恐怖	不安感	パニック発作の重症度評価	否定的解釈（確信度の評価 0〜100%）	合理的反応（否定的解釈に対する確信度の評価 0〜100%）
6月×日 18：00 区役所 (45分)								○		○	○	70%	家を出る前から、イライラ、ソワソワ、不安 70%	待ち合わせ場所まで行くと、人 (B氏) に会える。薬を飲んだので効いてくれるはず 40% ↓

いると思います．ですが，ここからは治療としては次のステップに来ているのだと思います．このスーパーの場面ではなぜソワソワして不安になっているのですか？「何かあっても同伴者がいるから大丈夫」の「何か」は何ですか？
Pt:「何か」って，もし以前みたいにパニックになったらどうするんですか？
Th:パニックになったら，どうなるのですか？
Pt:めまいがして息苦しくなって，倒れてしまいます．
Th:倒れると？
Pt:倒れて誰もいなかったら，助けがなくて死んでしまうかもしれません．
Th:だから同伴者がいると状況はかわるのですか？
Pt:ええ，倒れても介抱してくれるでしょうし，救急車を呼んでくれるでしょう．
Th:だから一人で外出しようとすると考えただけで不安になるのですか？
Pt:とても私一人では外出できないですし，私だけだと何もできないと思います．
Th:何もできないというのは？
Pt:今まではBさんがいたから，一緒に会社でも働けていたし，Bさんなしでは，外出もできないし，生きていけないと思います．
Th:少しBさんに頼りすぎではないですか？
Pt:Bさんがいればなんとかなると思いますし，Bさんの言うとおりにしていれば大丈夫だと思います．
Th:パニック障害でよくあるのは誰かに依存的になってしまって，その人がいなくては行動ができなくなってしまうことがあります．今のAさんの状態はまさにそういう状態と思いますが，行動面だけでなく，精神的にもかなり依存していると思います．このような時に，「私は一人では無力である」とか「私は一人では何事にも対処できない」という思い込みがよくみられますが，いかがですか？
Pt:確かに今の私は日常生活のほとんどをBさんに依存していて，彼女なしには生きていけないと感じていますし，実際に無理だと思います．
Th:ちなみにその考えに対して自己評価をするとしたら何％くらいの確信度がありますか？
Pt:ほぼ100％です．

その時の診察の内容から，本人がパニック発作（実際にはパニック不全発作）ととらえているものはB氏からの分離不安に近いものであったことがわかった。

本人とB氏の関係についてはB氏への依存がみられた。就労していた時も，B氏とは会社の同じ課で働いており，仕事上も自分から何かをするというよりはB氏の指示の仕事をそのままこなしていくという作業的なものであった。また会社での人間関係もB氏以外とはほとんど会話もなく，交流もない状況であった。B氏が足を骨折した時に家族のようにつきっきりで介護をすることから同居が始まっていた。

本人と前医Cとの治療関係は良好であり，医師の指示どおり，暴露療法を行っており，毎回記録をつけていた。しかし治療には従順ではあったが，「パニック障害の治療」が中心となっていて，本人の病状の中核であるB氏に対する依存や本人の自律については，治療の中で話題になっていなかった。

今回の転医については「パニック障害の専門家である」と言われて治療者を紹介されており，再び治療の焦点がずれてしまう可能性や本人の問題点から回避させて，治療者に依存する可能性がみられたので，本人の病状と治療目標をもう一度確認することにした。

コラム法の結果からも自己に対する信念である「私は一人では何もできない」「ひとりでは生きていけない」がみられ，「Bさんがいればどこにいても大丈夫だ」との思い込みがみられていることを指摘した。また現在の症状はパニック障害ではなく，B氏に対する依存が主になっていることを本人とB氏に確認してもらった。

そのためB氏から離れることで不安が強くなるが，それを暴露療法として行っていきたいこと，治療目標として短期的にはB氏なしで行動できること，長期的には自律した生活を送れることを本人に確認した。また治療者自身もパニック障害の専門家ではなく，問題を解決するのは本人であることを強調した。

記録用紙はパニック障害のものから日常生活表に変更してなるべくB氏なしの行動を増やすことを目標として記録をつけてもらうことにした。

その理由として①依存傾向のスキーマが同定できたので，B氏から離れて行動することができたかどうかをみるだけで現時点では十分だと考えられた，②日常生活表をつけることが習慣化されていたため，課題として本人の負担にならなかったこと，③日常生活表という単純化されたワークシートの中で暴露を確認することが治療者に対する過度な依存と期待を軽減できると考えられた。

診察3回目から診察5回目まで

　B氏から離れて一人で行動することを目標としたが，相変わらず，B氏と一緒でないと外出が困難であった．貯金を切り崩しての生活であったため，経済的にも働かざるを得ない状況になってきたので，まずは元の会社に復職することを第一の目標とした．日常生活表の記録では，昼寝が多く，生活のリズムがばらばらであったため，朝8時から晩の8時までは昼寝をしないことを指示した．その指示はすぐに達成できたので，B氏に行き帰りの通勤は同伴してもらい，会社に復職することとなった．

　復職後の日常生活表の情報からみるとA氏は日常生活でB氏と密着して行動しており，通勤も行き帰り一緒であった．B氏と同伴である限り，就労で不都合は生じなかった．また仕事以外でも一人で行動することはほとんどなく，買い物や歯医者に行く時も必ず，B氏と同伴であった．勤務が始まって2カ月くらいの時に不安を強く感じるエピソードが起こり，そのエピソードについて以下のように検討した（表2）．

Th：8月M日の月曜日に「一人で帰宅しなければならないと思ったらソワソワしたが一緒に帰ることになりおさまった」ことがあったのですね．この時の状況を教えてください．

Pt：Bさんの仕事が長引いてしまい，一人で帰らなくてはならないことになりそうだ，と考えただけで，ソワソワしました．

Th：「ソワソワ」というのはコラム法でもみられましたね．どんな感覚ですか？

Pt：落ち着かなくなってどきどきしてきて，その場から逃げ出したくなりました．

Th：一人で帰ることになると考えると，体に反応が起こったのですね．

Pt：そうです．Bさんと一緒でなく，「一人で帰らなくてはならない」と考えると不安が強くなってくると，息苦しくなって，汗を少しかきました．

Th：その不安がもっと強くなるとどうなるのですか？

Pt：もっと不安が強くなると血の気が引いてきて自分で自分のことがわからなくなってしまうのではないか，と恐怖感が強くなります．

Th：自分で自分のことがわからなくなるとどうなるのですか？

Pt：自分のことがコントロールできなくなって，人前で錯乱して大声を出してしまいそうになります．

第13章　依存性パーソナリティ障害に対する認知行動療法的介入　207

表2　日常生活表

8月	○日(土)	○日(日)	M日(月)	○日(火)	○日(水)	○日(木)	○日(金)
AM 7~8			7:00 起床　朝食	7:00 起床　朝食	7:00 起床　朝食	7:00 起床　朝食	7:00 起床　朝食
8~9			身支度　外出(同伴あり)	身支度　外出(同伴あり)	身支度　外出(同伴あり)	身支度　外出(同伴あり)	身支度　外出(同伴あり)
9~10	9:30 起床	9:30 起床	仕事	仕事	仕事	仕事	仕事
10~11	家事	朝食	〃	〃	〃	〃	〃
11~12	朝食	家事	〃	〃	〃	〃	〃
PM 12~1	昼寝(2h)	昼寝(2h)	昼食	昼食	昼食	昼食	昼食
1~2	〃	〃	仕事	仕事	仕事	仕事	仕事
2~3	〃	昼食	〃	〃	〃	〃	〃
3~4	昼食	スーパー買物	〃	〃	〃	〃	〃
4~5		〃	〃	〃	〃	〃	〃
5~6		〃	〃	〃	〃	〃	〃
6~7	テレビ等	テレビ等	〃	〃	〃	〃	タクシーにて(同伴あり)
7~8			一人で帰宅しなければならないと思ったらソワソワしたが一緒に帰ることになりおさまった	夕食	夕食	夕食	外食
8~9	夕食	夕食	夕食	〃	〃	〃	〃
9~10	テレビ等	夕食	テレビ等	〃	〃	〃	外食
10~11				〃	〃	〃	〃
11~12				〃	〃	〃	〃
AM 0~1	0:00 就寝	0:00 就寝	0:00 就寝	1:00 就寝	1:00 就寝	0:00 就寝	タクシーにて(同伴あり)
1~2							2:00 就寝

Th：人のいる前で大声を出したことがあるのですか？
Pt：ありません。ですが，大声を出しそうになる前に，動悸が激しくなって，道に倒れ込んでしまいます。
Th：それで救急病院に行ったのですか？
Pt：そうです。何回も運ばれましたが，いろんな検査をしても何も異常がみられず，精神科医にコンサルトされました。
Th：それでパニック障害と言われたのですね。
Pt：そうです。何回か倒れてしまってからは一人で行動することができなくなりました。
Th：ですが，今はC先生のおかげでBさんと一緒ならまずどこにでも行けるのですね。ところでBさんといるとなぜ安心なのですか？
Pt：Bさんがいるとソワソワした感じが起こりません。
Th：少しでもソワソワした感じが起こると不安になるのですか？
Pt：そうですね。ソワソワし始めると以前のようにまたパニックになってしまうのではないか，と不安です。
Th：今のAさんの話を聞いていて，典型的なパニック発作の症状だと思いました。1つは「自分で自分のことがコントロールできなくなってしまって（loss of control），人前で錯乱してしまうのではないか，倒れ込んでしまうのではないか，あるいは気が狂ってしまうのではないか」という恐れを抱いています。これはパニック障害の患者によくみられる症状です。もう1つは「少しでもソワソワした感じや不安があるとそれが無限に発展してしまってコントロールできないものにまでなってしまう（escalation）」というパニックそのものに対する誤った考えです。またその結果として「発作が起これば私は対処できない。だから，誰か助けになってくれる人にそばにいてもらう必要がある（copelessness）」というものです[1]。Bさんといるとソワソワ感がなくて安心なのだと思いますが，今の私の説明はAさんの現在の症状に当てはまっていますか？
Pt：ええ，確かにパニックになると人前で錯乱して大声を出してしまうのではないか，といつも不安でした。こんな風に考えてしまうのは私が何か特別な病気なのではないか，と心配していましたが，他の患者さんも同じように考えているのですか？
Th：そうですね，パニックの患者さんにはよくあることです。

Pt：それがわかっただけでも，安心しました。
Th：パニック発作そのものについてはどうですか？ ソワソワ感を感じることはよくありますか？ 少しでもソワソワし始めると無限に不安が高まって以前のように倒れてしまうと考えていっそう不安が高まりますか？
Pt：確かに少しでもソワソワすることを避けてますし，ソワソワ感がより高まって以前のようになってしまうことを恐れています。
Th：以前のように？
Pt：以前のように自分でコントロールできなくなってまた倒れてしまうのではないか，と不安です。
Th：だから結果的にBさんがいれば安心なのですね。ということはパニックに対してうまくコントロールできれば，Bさんなしでも行動ができますか？
Pt：今まで治療してきてパニック発作が完全に消えなかったのにパニックに対してコントロールするってどういうことですか？
Th：パニック発作そのものはこれからも時々起こるでしょうし，完全に消えることはないと思います。ですがパニック発作が起こっても倒れたり，うろたえたりせずにやり過ごすことを目標に治療をしていきませんか？ それができればBさんなしでも行動できるのではないですか？
Pt：パニックによくあることだとわかっていても，ソワソワすると不安感に圧倒されてしまい，やっぱり一人で行動するのは無理です。
Th：それでは次回まで可能なら，一人で行動してほしいのですが，無理であれば同じようにソワソワしたり，パニックになりそうな時があれば，日常生活表に記録してください。どんな状況でどんな風に起こるのか情報収集していきませんか？
Pt：わかりました。いままでの日常生活表でいいのですね。
Th：かまいません。

診察6回目から診察8回目まで
　日常生活表より情報収集して以下の3つの不安発作のエピソードが明らかになり，そのことについて検討した。

　9月Q日；「時間に迫られキャパオーバーを感じて息苦しくなり全身がこわ

ばる」
10月R日：「満腹時エレベーターと夜道で血の気が引く感じで息苦しく発作が起きそうで怖かった」
10月S日：「一人で残業をしていた時，息苦しくなり血の気が引き恐怖感を感じた。しばらくすると収まった」

Q 日のエピソードについて

Th：「時間に迫られ，キャパオーバーを感じた」というのはどういうことですか？

Pt：その日までに終えなくてはならない仕事があったのですが，残業になってしまうとまたBさんに迷惑をかけることになるので焦ってしまって少し「ソワソワ」しました。

Th：Bさんに迷惑をかけるのと焦ってしまうのとどちらからくる「ソワソワ」ですか？

Pt：焦ってしまって「ソワソワ」した気がします。

Th：その感覚は以前のパニックになりそうな「ソワソワ感」と同じですか？

Pt：そうですね。まず同じだと思います。

Th：あなたの感じる「ソワソワ感」は単に不安な時でなく，焦った時にも起こる感覚です。R日のエピソードはどのような感じだったのでしょうか？　いつもエレベーターには乗っていますよね。この時は特別だったのですか？

Pt：何も特別なことはなかったと思います。

Th：ではどんな感覚だったのですか？　パニックになる感覚と似ていましたか？

Pt：ええ。呼吸がしにくくて息苦しかったです。パニックの感じに似ています。

Th：なぜいつもは普通に乗れるエレベーターで起こったのですか？

Pt：たぶん満腹のせいだったと思います。

Th：満腹になるとどうなるのですか？

Pt：息苦しくなります。

Th：そうですね。満腹になると大きくなった胃袋で呼吸がしにくくなり息苦しくなります。その息苦しい感覚とパニックの時の息苦しい感覚は似ていますか？

Pt：似ていると思います。

Th：夜道で血の気が引く感じもパニックの時と同じでしたか？
Pt：同じです。夜道は小さい時から苦手です。
Th：今回のエピソードは重要だと思います。今までに特にパニック発作が起こるような状況でもないのに急にパニックになることもあったと思いますが，思い当たることはないですか？　不安な状況からパニックが起こるのではなく，たまたま起こった息苦しさとか，どきどきした身体感覚をパニック発作の感覚と誤解して起こるのです。よくあるのは走って正常な身体反応で心臓がどきどきした時にそれをパニックの時に起こる動悸と誤解して恐怖感が高まって本当にパニックの発作になってしまうことです。こんなことはありませんでしたか？
Pt：そういえばH市で働いていた時に電車に乗り遅れそうになって走ってどきどきして発作を起こすことがありました。電車に乗ったからパニックが起こったかと思っていましたが，焦ってどきどきして起こっていたのだと思います。
Th：パニック発作が起こる状況のからくりがわかって，予想がついてきたらパニックもやり過ごしやすくなると思います。S日のエピソードはどうですか？　この時は残業をしていて恐怖感がしばらくすると収まったのですね。
Pt：ええ。なんとか，収まりました。
Th：その時の発作の様子を不安を縦軸として時間経過を横軸にしてグラフ化できますか？　こんな風に（山なりのグラフを描く）。
Pt：これでいいですか？（グラフを描く）
Th：時間はどのくらいですか？
Pt：10分くらいだったと思います。
Th：発作のスタートはどうして起こったのですか？　何か考えていましたか？
Pt：「Bさんがいなくて一人だ」と考えると起こり始めました。
Th：それをグラフに記録してください。山が2つありますが，1つ目のピークの時はどんな症状が出ていましたか？
Pt：不安と恐怖感と血の気が引いてきました。
Th：それから少し収まっていますね。
Pt：いったん収まったのですが，また不安が高まってきて今度は動悸と胸が苦しくなりました。

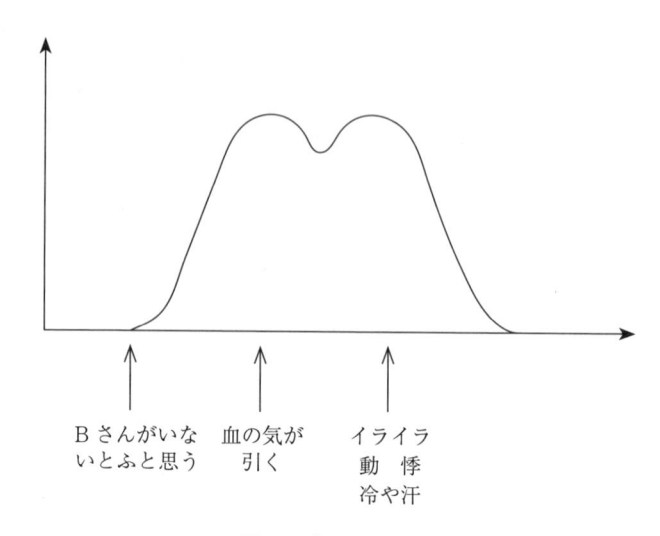

図1 パニック発作の図

Th：ですが，グラフで描かれたように無限に高まることなく収まったのですね。
Pt：また「以前みたいに倒れるのでは」と一瞬思いましたが，しばらくすると収まってきました。
Th：今までの発作で一番強かった時を100％としてどのくらいの発作でしたか？
Pt：70％から80％くらいだったと思います（完成したパニック発作の**図1**）。
Th：過去に起こっていた発作はだいたいこのくらいの発作と考えてもいいですか？ パニック発作もこのように視覚化して時間の経過とともに起こる症状も把握すれば，今後もこのような発作が予測できるし，そうすれば今回のエピソードみたいにBさんなしでもやり過ごすことは可能でしょうか？
Pt：そうですね。可能かもしれません。

診察9回目から診察18回目まで

以後，一人での残業も徐々に可能になり，B氏なしで一人で行動することに自信を持つことができるようになった。その後，1カ月以内に一人で通勤が可

能になった.また通勤圏だけでなく,歯科医にも一人で受診したり,買い物にも行けるようになり行動範囲が広がった.仕事自体は順調にこなせていたが,会社の事情で退職に至った.しかし転職先の会社でも,B氏と離れ,単独で働くことができるようになり,会社の人間関係に対して悩むことはあったが,支持的に対応することで就労できていた.

その数カ月後,B氏が家庭の事情で,実家に戻ることになり,本人も実家に戻ることになった.実家に戻った後の日常生活表の中で「興奮して気分が悪くなる」という記載があった.そのことについて尋ねた.

Th：夜寝る前に気分が悪くなっていますが,どんな状況でどんな気分だったのですか？

Pt：気分が悪くなったのは私が定職に就いていないことで両親から愚痴を言われて,言い返すことができなくてそのまま疲れて横になっていたのですが,その時に頭の中で電気のようなものが後頭部から額の方に向けて左から右にピリピリとした感じがしてその後,心臓のあたりがキュッと痛くなって血の気が引く感じで息苦しくなりました.

Th：どのくらい続いたのですか？

Pt：20分くらいしたら収まっていました.

Th：胸がキュッとした感じや血の気が引く感じは以前に経験したものではないですか？

Pt：パニックの時に似ています.

Th：今回の発作はどちらかというと怒りから来る発作であったと思いますが,最初に私のところに来た時にパニック発作のエピソードをお聞きしましたがその時の発作と似ていませんか？

Pt：確かに似ています.

Th：あの時もそうでしたが,言いたいことが伝わらなかったり,言えなかったりした時にイライラして怒りから起こる発作ではないですか？

Pt：確かに不安から起こる発作ではないと思います.

Th：Aさんのパニック発作はBさんから離れる時も起きていましたが,私の推測ですが,最初はどちらかわかりませんが,自己主張ができなくてイライラして起こった怒り発作も以前からよくありませんでしたか？

Pt：考えてみると10代の頃に母親に言いたいことが言えなくてイライラした時の感覚に似ています.

Th: どんなことを言えなかったのですか？
Pt: 小さい頃より何かを自分で決めることがなくて，いつも母親に決めてもらっていました。高校を卒業してからの就職も決められていたのですが，その時は大学に行きたかったので初めて親に逆らって大学に進学を決めました。
Th: いつも決めてもらったのに自分で決めた理由は？
Pt: 実は母親はある宗教に入っていて，何かあると，どうしたらいいか，お伺いを聞きにその教祖のところに行くのです。母親からはいつも「教祖にお伺いを立ててあるからそのとおりにしないときっと失敗してしまう」と言われていました。高校を卒業した時も母親が教祖のところに聞きに行き，「大学に行かないで働いた方がいい」と言われていました。ですが，私は大学には行きたかったので卒業してH市で就職したのですが，結局うまくいかなくてI市に戻ってきました。それからは母親は何かあるたびに「あの時に私の言うことを聞いていなかったから，失敗したでしょ。ほらみなさい」と言って，私の方は何も言えなくなってしまい，以前にも増して「自分で物事を決めてもまた失敗してしまうのではないか」と思い込むようになりました。ただ親にすべてを任せるのは嫌だったのですが，家を出ても一人で生きていく自信がなかったので今度はBさんに頼っていたのだと思います。
Th: なぜ一人では生きていけないと考えていたのですか？
Pt: もともと病弱でよく熱を出して寝込んでいました。また父親も心臓が悪くていつも医者にかかっていたので，私も「何かあったら，医者にかからないと，そのまま死んでしまうのではないか」と考えて不安でした。だから，「親に嫌われると生きていけない」と思っていたので反抗したことがなく，言いたいことを我慢していました。しかし言いたいことがたまってくると，今考えると，今回のようなパニック発作を起こしていました。
Th: つまり，逆らわなければ，相手に受け入れられて，なんとか生きていけるという思いがあったのですね。Bさんに対しても言いたいことを我慢していたのですか？
Pt: あの時は自分でも気づかないうちに，いつもBさんの機嫌を損ねないように言いたいことを我慢していたと思います。ですが，親ほど言いたいことを我慢することはなかったので，怒りの発作はあまり出なかった

と思います。
Th：今もそのように「一人で生きていけない」と考えていますか？　何％くらいその考えを信じていますか？
Pt：以前はほぼ100％信じていましたが，今はそんなことはあり得ないと思います。

診察18回目以降現在

過去から現在までの親との関係や「私は弱い存在だ」というスキーマが形成された経緯や，パニック障害との関係が整理されて，依存性について自分から気づけるようになった。また不安から起こるパニック発作と自己主張できないことから起こる怒りの発作との区別ができるようになり，徐々に自己主張が様々な場面でできるようになってきている。自宅から対人関係が密でない職場でパートであるが継続的に就労はできており，少しずつ自律性をとりもどしている。

4. 考　察

診断について

本症例はICD-10では依存性パーソナリティ障害（F60.7）であるが，一般的に言われているように依存性について困って来院したのではなく，不安障害（パニック障害）の診断のために来院した。

もともとの脆弱性と依存的傾向性があり，高校卒業までは図2のような認知的概念化図になっていたと考えられる。認知面での無力感，依存性は強かったが，パニック発作は，ほとんど出現しておらず，広場恐怖もなく，行動の障害までは至っていなかった。しかし高校卒業時に初めて，親の助言に逆らって大学に進学してH市に行き，就労上のストレスからパニック発作を繰り返すうちに，広場恐怖の症状も加わって，パニック発作とその症状に対してGreenbergの前提と規則「①自己の脆弱性（vulnerability）②症状の進展（escalation）③自己の対処能力の欠落（copelessness）」が形成され[1]，行動の障害が強くなり依存性パーソナリティ障害の特徴を呈するようになったと考えられた（認知的概念化図参照）。

また親の意見に逆らって自己主張し，H市に行き自立できなかったことの失

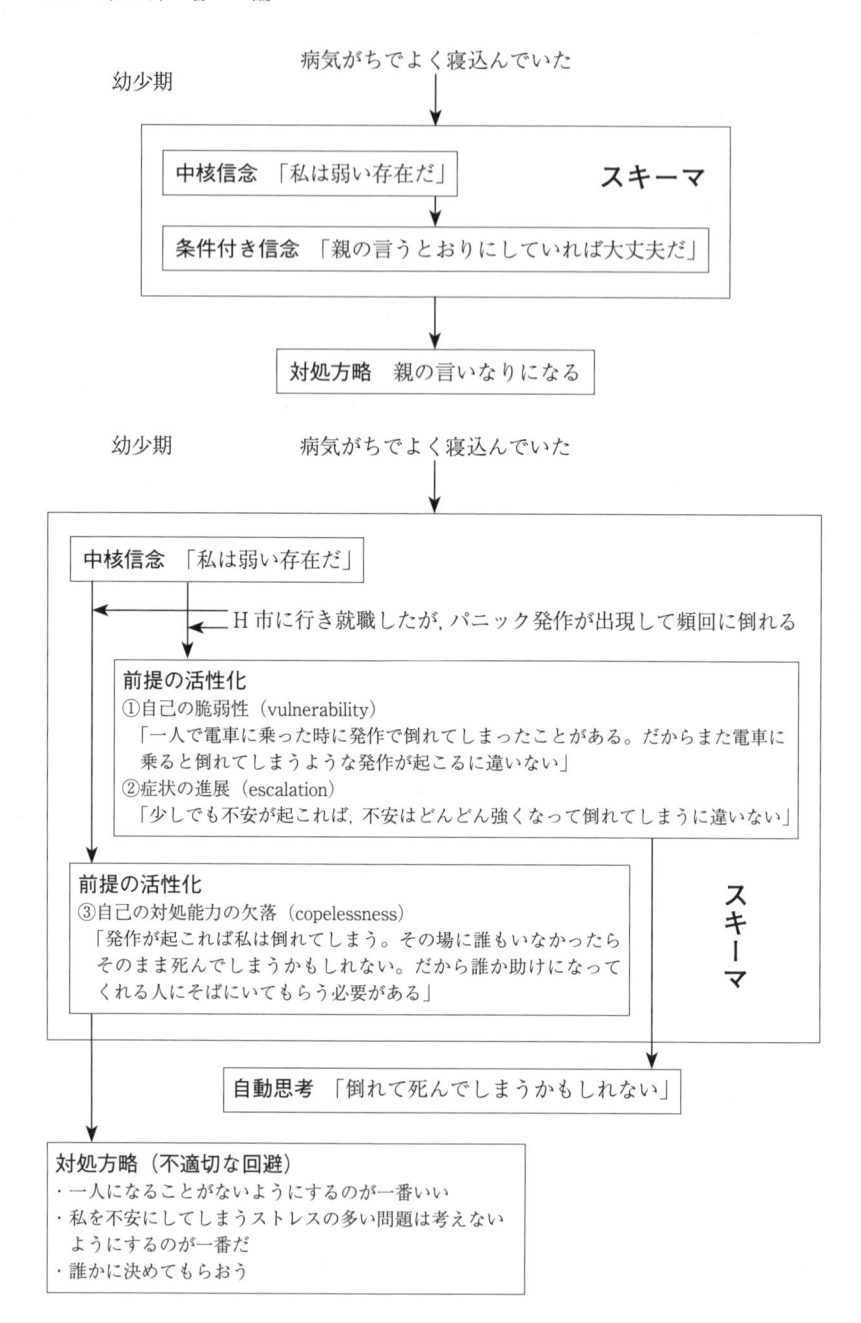

幼少期　　病気がちでよく寝込んでいた

```
┌─────────────────────────────────────────┐
│  中核信念　「私は弱い存在だ」           │    スキーマ
│                                         │
│  条件付き信念　「親の言うとおりにしていれば大丈夫だ」│
└─────────────────────────────────────────┘
                    ↓
        ┌─────────────────────────┐
        │ 対処方略　親の言いなりになる │
        └─────────────────────────┘

幼少期　　病気がちでよく寝込んでいた

┌─────────────────────────────────────────────────────────┐
│ 中核信念　「私は弱い存在だ」                            │
│                ← H市に行き就職したが，パニック発作が出現して頻回に倒れる │
│ ┌─────────────────────────────────────────────────────┐ │
│ │ 前提の活性化                                        │ │
│ │ ①自己の脆弱性（vulnerability）                      │ │
│ │ 「一人で電車に乗った時に発作で倒れてしまったことがある。だからまた電車に│ │
│ │  乗ると倒れてしまうような発作が起こるに違いない」    │ │
│ │ ②症状の進展（escalation）                           │ │
│ │ 「少しでも不安が起これば，不安はどんどん強くなって倒れてしまうに違いない」│ │
│ └─────────────────────────────────────────────────────┘ │
│ ┌─────────────────────────────────────────────────────┐ │    スキーマ
│ │ 前提の活性化                                        │ │
│ │ ③自己の対処能力の欠落（copelessness）               │ │
│ │ 「発作が起これば私は倒れてしまう。その場に誰もいなかったら│ │
│ │  そのまま死んでしまうかもしれない。だから誰か助けになって│ │
│ │  くれる人にそばにいてもらう必要がある」              │ │
│ └─────────────────────────────────────────────────────┘ │
└─────────────────────────────────────────────────────────┘
                    ↓
        ┌─────────────────────────────────────┐
        │ 自動思考　「倒れて死んでしまうかもしれない」│
        └─────────────────────────────────────┘
                    ↓
┌─────────────────────────────────────────┐
│ 対処方略（不適切な回避）                │
│ ・一人になることがないようにするのが一番いい│
│ ・私を不安にしてしまうストレスの多い問題は考えない│
│ 　ようにするのが一番だ                  │
│ ・誰かに決めてもらおう                  │
└─────────────────────────────────────────┘
```

図2　依存性パーソナリティ障害の認知的概念化図

敗体験がよりいっそう，患者の「無力感」と「依存性」を高めることになっていた。
「パニック発作」について推測であるが，高校時代に起こったパニック発作は，実際は不安から起こるパニック発作と，自己主張ができなかったことから起こる怒りからのパニック発作の両者が混合していたと思われる。思春期に親に依存する一方で自己主張ができない時に怒りの発作も徐々に出現していき，最終的に反発心からH市に行くことを決心した。H市でのパニック発作はほとんど不安から発現していたようだが，特に帰郷してから親との関係の中で起こった発作は怒りの発作が主であった。治療初期は患者はすべての発作はパニック障害からのパニック発作と誤解していたが，治療の後半には不安から起こる発作と怒りから起こる発作について区別できるようになっていた。

このように本症例はICD-10のパニック障害をともなう広場恐怖（F40.01）を併存した依存性パーソナリティ障害（F60.7）と考えられた。

治療について

a）治療目標について

依存性パーソナリティ障害は2つの条件付き信念で概念化できる[2]。1つは「私は生まれつき無力な存在で，自分一人では世の中のことに対処できない」，もう1つは「この恐ろしい世の中を無力な自分が生きていくためには，誰か他の人に助けてもらう必要がある」。

そのため依存性パーソナリティ障害の患者は面倒をみてもらうのと引き替えに責任を負うことをやめ，自分の欲求や願望を二の次にすることに価値をおいている[2]。また前提として「誰かに頼っていればとりあえず大丈夫だ」，あるいは治療の妨げとなる信念として「自分一人で生きていこうとしても，どうせ失敗してしまうだろう」などがみられる[3]。

そこで治療目標は認知面，行動面で「一人で生きていくこと」つまり自律（autonomy）になる。しかしどのような人も完全に自律しているわけでなく，自律には様々な段階があり，ある程度の依存が必要なことを認識しながら，徐々に患者にとっての重要人物（治療者を含む）から離れていけるように「無力である」という自己像を修正し，自律性のある認知，行動を獲得することが目標になる。

b）治療構造について

本症例は前医からの引き継ぎでパニック障害の治療を求めて，来院した。し

かしほとんどB氏なしでは日常生活が送れない状態であったため、パニック障害の治療を前面に出しすぎると、治療から脱落する可能性が高く、また治療者に対して依存的になりすぎる傾向がみられたので、仕切り直しも含めてB氏なしで日常生活面で行動できることを最初の治療目標とした。そのためパニック障害のコラム法を用いずに日常生活表を記録してもらいながら、できることから始めた。

また経済的問題から治療の初期8回までは約2週間おき、以後は約4週間おきであった。そのため毎回、課題を課してそのつどテーマを決めて話し合うという典型的な治療構造をとらず、日常生活表をみて行動面を確認するだけの時もあり、かなり緩やかなものであった。また治療者側にも依存に関する問題は「治療するには時間がかかるに違いない」という思い込みもあったので、毎回課題を課す診療にせず、治療のカギとなる情報を待っているという姿勢であった。患者が治療者に万能感を抱かないように、治療に対して過度に期待されないように心がけた。そしてある程度情報収集ができて話し合いのテーマが決まった時は時間をとり、認知の修正を行った。

c）認知行動療法的介入について

本症例で患者の認知面、行動面の無力感、依存性を維持させている要因は、過去に何度か倒れてしまったパニック発作そのものを起こさないように単独行動を回避してB氏に依存してしまうことであった。結果として様々な問題に関して意志決定を避けてB氏に対して日常生活面あるいは意志決定を依存せざるを得なかった。そこで認知面の依存性ではなく行動面の依存性を治療のターゲットとして単独行動の暴露を促したが、パニック障害でみられる[1]、

①自己の脆弱性（vulnerability）
「一人で電車に乗った時に発作で倒れてしまったことがある。だからまた電車に乗ると倒れてしまうような発作が起こるに違いない」

②症状の進展（escalation）
「少しでも不安が起これば、不安はどんどん強くなって倒れてしまうに違いない」

③自己の対処能力の欠落（copelessness）
「発作が起これば私は倒れてしまう。だから誰か助けになってくれる人にそばにいてもらう必要がある」

という非機能的認知が強く、B氏なしでの単独行動の現実暴露は困難であっ

た。
　そのため日常生活でたまたま起こった「ソワソワ感」という身体感覚に関する破局的解釈を情報収集して，認知の修正を行った。またパニック発作についてグラフ化し視覚化を行うことで予測をつけやすくなり，パニック発作に対する無力感が軽減でき，②症状の進展（escalation）「少しでも不安が起これば，不安はどんどん強くなって倒れてしまうに違いない」という信念が修正でき，パニック発作そのものに対処する能力を高めた。そして徐々にではあるが自発的な行動実験としての単独行動の暴露もこなせるようになり，①自己の脆弱性（vulnerability）や③自己の対処能力の欠落（copelessness）について認知の修正が可能となっていった。

　日常生活での認知面の依存性については具体的に指導することが困難であったが，B氏から離れて転職先の人間関係で悩むことはあっても，支持的に接することで自己決定ができるようになっていった。また偶然B氏と諸事情で同居が困難になり実家に帰らざるを得なくなった時を契機に，B氏から物理的に離れることになった。その時にさまざまな意志決定をせざるを得ない状況もあったが，治療者に判断を求められても，やや冷たく引き離し，自律性が高められるようにした。症状が一時悪化することもあったが，特にパニック発作を起こすこともなく，ある意味で半強制的に自律性が高まった。一方で家族に対する依存に関しては，一度は本人が反発して家を出る決心もしていたので，経済的な面以外ではあまりみられなかった。時々家族に対して自己主張をうまくできない時に怒りの発作がみられたが，それを日常生活表の中で指摘することにより，その場で自己主張がうまくできていないことの確認を本人に促すよい機会になり，自律性を高めることにもなった。

d）薬物療法について
　薬物療法は治療経過で詳細に触れなかったが，最終的に1日にロフラゼプ酸エチル0.25mgまで減量し，時に服用を忘れることもできるようになり以前ほど服薬に神経質にならなくなっていた。

5. おわりに

パニック障害を伴った依存性パーソナリティ障害の治療を報告した。パニック発作に対する認知療法的介入を行うことで発作そのものに対する対処能力が高まり,自己の脆弱性や,自己の対処能力に対する認知の修正が行われた。その結果徐々にではあるが依存性が軽減して自律性を高めることができた。

文　献

1) Beck, A. T. & Greenberg, R. L. (1988): Cognitive Therapy of Panic Disorder. In, American Psychiatric Press Review of Psychiatry (eds. Frances, A. J. & Hales, R. E.). American Psychiatric Press, Washington DC, 571-583
2) Beck, A. T., Freeman, A. & Associates (1990): Cognitive Therapy of Personality Disorders. Guilford Press, New York. 井上和臣監訳 (1997): 人格障害の認知療法. 岩崎学術出版社, 東京
3) Beck, J. S. (2005): Cognitive Therapy for Challenging Problems. Guilfod Press, New York. 伊藤絵美, 佐藤美奈子訳 (2007): 認知療法実践ガイド: 困難事例編——続ジュディス・ベックの認知療法テキスト. 星和書店, 東京
4) Young, J. E., Klosko, J. S. & Weishaar, M. E. (2003): Schema Therapy: A Practitioner's Guide. Guilford Press, New York. 伊藤絵美監訳 (2008): スキーマ療法——パーソナリティの問題に対する統合的認知行動療法アプローチ. 金剛出版, 東京
5) World Health Organization (1993): The ICD-10 Classification of Mental and Behavioural Disorders: Diagnostic Criteria for Research. World Health Organization, Geneva. 中根充文, 岡崎裕士, 藤原妙子訳 (1994): ICD-10 精神および行動の障害——DCR 研究用診断基準. 医学書院, 東京

エピローグ

認知療法の新しい地平

『人格障害の認知療法』の監訳者あとがきは疑問文で終わっている[2]。

……人格障害への適応の拡大は，鑑別治療学という見地からは，認知療法の特質を見失わせる一つの危険な兆候かもしれない。かつて袂をわかった精神分析療法への再接近を予感させるこのような動向は，「差異性」を主張してきた従来の立場を崩壊させてしまうのではなかろうか？……あるいは，こんなふうにも考えられる。危険をはらんだ人格障害への適応拡大は，認知療法を軸とした精神療法の統合という未来図を示しているのかもしれない。認知療法と他の精神療法の「同一性」に立脚した進展が，『人格障害の認知療法』から始まっているのではないだろうか？

　第Ⅰ部では Beck の認知療法について主に取り上げたが，パーソナリティ障害に対する心理的介入としてスキーマ療法[3)9)10)]（schema-focused cognitive therapy, schema therapy），弁証法的行動療法[5]（dialectical behavior therapy）も重要である。さらに，近年慢性うつ病の治療として登場した認知行動分析システム精神療法[6]（cognitive-behavioral analysis system of psychotherapy, CBASP）やマインドフルネスに基づく認知療法[7]（mindfulness-based cognitive therapy, MBCT）もパーソナリティ障害に適用できるだろう。あるいは，精神分析的精神療法などの探索的な精神療法との，時期を相前後させた直列的な併用も，選択肢としてありうるだろう。
　折衷と併用と統合の差異については，不安障害に対する薬物療法と心理社会療法を論じた際に提示したことがある[4]。しかし，統合のための新たな理論を構築することや，統合を整合性のあるものとすることは，必要ではあっても容易ではない。

ひとつの理論として，パーソナリティを気質と性格に分け，それぞれに対応した介入が提案されている[8]。気質は生物学的基礎を有し，性格は心理社会的過程により形成され，スキーマは性格を構成すると考えられる。気質の問題には，薬物療法だけでなく，社会生活技能訓練など，訓練の要素を含む介入がなされる。性格の変化をもたらすには，認知療法を含む上述の多様な精神療法が適用される，という。

一方，実用的な区別[8]として，併用は，個人，集団，家族，夫婦など，鑑別治療学にいう治療の形態に関わるものを同時あるいは順次実施することであり，統合は，同じく鑑別治療学にある洞察的，指示的，体験的な精神療法をあわせて行うこととする見解も提案されている[1]。

Beckら[1]の主張するように，認知療法が各種の精神療法を統合する位置にあるとするなら，パーソナリティ障害の認知療法は，病態の複雑さに応じて，自ずと複数の精神療法の併用・統合を要求することになるだろう。

文 献

1) Alford, B. A. & Beck, A. T. (1997) : The Integrative Power of Cognitive Therapy. Guilford Press, New York
2) Beck, A. T., Freeman, A. & Associates (1990) : Cognitive Therapy of Personality Disorders. Guilford Press, New York. 井上和臣監訳 (1997)：人格障害の認知療法. 岩崎学術出版社，東京
3) 井上和臣 (1995)：人格障害の認知行動療法. 福島章，町沢静夫，大野裕編 人格障害. 金剛出版，東京，491-507
4) 井上和臣 (2003)：不安障害. 丹羽真一編 新世紀の精神科治療9 薬物療法と心理社会療法の統合. 中山書店，東京，43-85
5) Linehan, M. M. (1993) : Cognitive-Behavioral Treatment of Borderline Personality Disorder. Guilford Press, New York. 大野裕監訳 (2007)：境界性パーソナリティ障害の弁証法的行動療法——DBTによるBPDの治療. 誠信書房，東京
6) McCullough, J. P. Jr. (2003) : Treatment for Chronic Depression: Cognitive Behavioral Analysis System of Psychotherapy (CBASP). Guilford Press, New York. 古川壽亮，大野裕，岡本泰昌，鈴木伸一監訳 (2005)：慢性うつ病の精神療法——CBASPの理論と技法. 医学書院，東京
7) Segal, Z. V., Williams, J. M. G. & Teasdale, J. D. (2002) : Mindfulness-Based

Cognitive Therapy for Depression: A New Approach to Preventing Relapse. Guilford Press, New York. 越川房子監訳（2007）：マインドフルネス認知療法——うつを予防する新しいアプローチ．北大路書房，京都
8) Sperry, L.（2006）：Cognitive Behavior Therapy of DSM-IV-TR Personality Disorders, Second Edition. Routledge, New York
9) Young, J. E.（1990）：Cognitive Therapy for Personality Disorders: A Schema-Focused Approach. Professional Resource Exchange. Sarasota, Florida
10) Young, J. E., Klosko, J. S. & Weishaar, M. E.（2003）：Schema Therapy: A Practitioner's Guide. Guilford Press, New York. 伊藤絵美監訳（2008）：スキーマ療法——パーソナリティの問題に対する統合的認知行動療法アプローチ．金剛出版，東京

あとがき

　岩崎学術出版社から本書の執筆・編集のお話をいただいたとき，迷うところがあった。Beck らの『人格障害の認知療法』の翻訳には携わったものの，週に 1 回，わずかに数時間という，細々とした精神科外来臨床だけでお茶を濁している自分には，うつ病性障害や不安障害を治療する機会はあっても，パーソナリティ障害に継続的に関わる経験は乏しかったからである。専門職の方々に役立つ情報など提供できそうもない，というのが正直な予測であった。

　しかし，意を決しお引き受けして 4 年近く，今こうして最後の校正を終えるにあたって，編者の密かな喜びを味わっている。ずいぶんと自己中心的なものなので，公にしてしまうと，お叱りを受けそうであるが……。

　Beck らの原著の場合，草稿段階から執筆者間での討論が繰り返され，決定稿に至ったと述べられている。結果として，編者と各章を担当した人々の意図が収斂し，統一性をもった著書が成ったと思われる。その方法は同書改訂 2 版にも踏襲されていて，隅々まで Beck ら編者と分担者らの一貫した理念が行き届いている印象がある。

　もちろん本書の編者にはそうした力量が不足している。そこで，弱点を言い訳に，統一性ではなく，むしろ多様性を基本方針としてみた。お互いが草稿を読み合うような試みは設けず，あくまでそれぞれの執筆者の臨床経験を思いのまま論じていただくようにしたのである。こうして，意図せぬまま，今，編者は本書全体の最初の読者になることができた。

　読者であるとは，著者との対話を静かに繰り広げることである。「同じような臨床的特徴をもつ人たちが確かに私の外来にも受診されていました」と各章の執筆者に応じ，「しかし，どうして治療が一方では進展し一定の成果を得るのに，私の場合には治療の中断という形で終わってしまったのでしょうか？」と尋ねる。それぞれの『臨床の実際』を通して，各執筆者は，この問いかけに対し工夫の要諦を示してくれる。

　本書では，原則として，世界保健機関（WHO）の国際疾病分類（ICD-10）に依拠したパーソナリティ障害の下位分類を用いた。日常診療で ICD-10 によ

る臨床診断が求められるからである。特定のパーソナリティ障害（F60）には，妄想性パーソナリティ障害（F60.0）から依存性パーソナリティ障害（F60.7）までが区別される。認知療法は，Beckらの著書にあるように，どのパーソナリティ障害にも適用可能である。しかし，本書には情緒不安定性パーソナリティ障害（F60.3）以降を取り上げた。

　各論の最初を飾るのは情緒不安定性パーソナリティ障害である。第4章は外来での治療の粋が提示され，第5章は入院を含む継続的な関わりが論じられる。第7章には演技性パーソナリティ障害（F60.4）が登場する。ここではマインドフルネスがキーワードである。第8章は強迫性パーソナリティ障害（F60.5）で，摂食障害を伴っている。そして，第9章から第12章までの4ケースは，不安性(回避性)パーソナリティ障害（F60.6）である。不登校・ひきこもり，リストカット，対人恐怖，セックス・レスといった病歴がみられる。最後は第13章のパニック障害を伴う依存性パーソナリティ障害で締め括られる。鑑別治療学にいう治療の場・治療の形態も一様ではない。いずれも日常臨床で出合いうるケースばかりである。

　興味深いのは第6章の情緒不安定性パーソナリティ障害である。総じて，新しい治療を提示するとき，成功例が並ぶのは当然かもしれない。しかし，『臨床の実際』という場合，多くの，大小さまざまな失敗を経験することは不可避であろう。エビデンスが強調される昨今の趨勢を鑑みると，認知療法中止例から学ぶことはむしろ大きいかもしれない。

　本書を手にされた専門職の方々が，パーソナリティ障害に関わる新しい視点を得て，これを温め，そして日々の臨床活動に活用されることを切に願っている。

　あとがきを終えるにあたり，岩崎学術出版社の布施谷友美氏にお礼を申したい。編集者の非力を辛抱強く待っていただいたおかげで，ようやく今日の日を迎えることができたのである。

　そして何よりも重要なことがある。このようなケース集が可能になるには，患者・クライエントの方々のご了解が不可欠であった。匿名性を保つために改変を施したとはいえ，同意していただいた皆様に感謝申し上げたい。

2011年1月　冬の陽だまりのなか

井上　和臣

索　引

あ行

ICD-10　　91, 167
「熱い」認知　　21
依存性パーソナリティ障害　　15
医療保護入院　　63
陰性感情　　150
埋め合わせの対処戦略　　142
エクスポージャー　　164
MP法　　59
Ellis, A.　　21
LSAS-J　　173
演技性パーソナリティ障害　　101

か行

回避行動　　147
解離症状　　45
活性化・脱活性化モデル　　177
Kaplan, H. S.　　191
構え　　142
勘案表（バランスシート）　　121
感情調節のスキル　　71
鑑別診断学　　37
鑑別治療学　　37
気持ちがいい　　59
逆転移　　148
境界性パーソナリティ障害　　43, 95, 162
　　──の悪循環の図　　45
　　──の心理教育　　46
共同的経験主義　　17
強迫性パーソナリティ障害　　117
拒絶能力　　60
苦痛を和らげるためのハンドアウト　　112
Greenberg, R. L.　　215
経験主義　　28
原始的防衛機制　　162
行動実験　　26〜29, 149
行動的技法　　30, 164
根拠　　26

さ行

自我-親和的症状のリフレーミング　　122
思考記録　　169
自己開示　　149
自己臭　　167
自己臭恐怖　　173
自殺念慮　　64
自傷行為　　64
視線恐怖　　173
下向き矢印法　　139
失敗恐怖　　48
質問モード　　18
児童期の体験　　23
自動思考　　10, 157〜164
自動思考質問表　　169
社会生活技能訓練　　30
社交恐怖　　167
社交不安障害　　167
重症対人恐怖症　　167
障害-特異的スキーマ　　10
障害-非特異的スキーマ　　10
条件つきの思い込み　　142
条件的信念　　13
情緒不安定性パーソナリティ障害（境界型）
　　17, 43, 63, 81, 162
Johnson, V. E.　　191
進化　　7
神経性無食欲症　　117
信念　　9
心理教育　　96, 157, 162
スキーマ　　9, 75, 151
スキーマモード　　76
　アダルトモード　　76
　怒れるチャイルドモード　　71, 76

遮断・防衛モード　76
脆弱なチャイルドモード　76
懲罰的ペアレントモード　71, 76
スキーマ療法　43, 64, 129, 162, 221
スキルアップグループ　74
精神療法の併用　38
生物社会理論　75
セックス・カウンセリング　193
セックス・セラピー　181
セックス・レス　181
折衷　221
センセート・フォーカス・テクニック　191
早期不適応スキーマ　64, 75
ソクラテス式質問（法）　149, 158, 161〜163
ソクラテスの対話法　18
措置入院　63

た行

対象関係　160
代償技能モデル　178
対人関係のハンドアウト　107
対人恐怖　167
脱中心化　122
段階的課題設定　131
中核（的）信念　13, 142, 158, 161, 162
調節モデル　177
治療関係　19, 34, 159, 162〜164
治療抵抗　163
DSM-IV-TR　167
Teasdale, J. D.　94, 130
徹底的受容　77
動機づけ　147
道具的（自己教示的）信念　13
統合　221

な行

逃げ場　47
認知行動分析システム精神療法　221
認知再構成法　30, 66, 149

認知・情動・動因プログラム　7
認知的概念化　12, 135, 151
認知的概念化図　13, 157, 158, 161〜163, 169, 215
認知的技法　25
認知的連続表　155, 156, 160, 163
認知の歪み　157〜161
認知プロフィール　14
認知療法　1, 38
　　治療者のための——　36

は行

パーソナリティの基礎単位　9
パーソナリティ理論　7
媒介信念　142, 157, 158, 161, 163
破局化モード　18
暴露　199, 205, 218, 219
暴露療法　205
反証　26
反応妨害法　164
非機能的な信念　141
低い自己評価　51
非承認（invalidation）　67, 75, 77
不安性（回避性）パーソナリティ障害　15, 22, 135, 151, 161〜164, 167, 174
フィードバック　33
不適応的パターン　147
friend question　162, 163
併用　221
Beck, A. T.　1, 2, 9, 11, 13, 94, 131, 194
別の見方　26
弁証法的行動療法　43, 71, 95, 221
方略　11, 24
ホームワーク　31, 32

ま行

マインドフルネス　73, 105
　　——に基づく認知療法　221
Masters, W. H.　191
未完成婚　181
無治療の選択　37

メリット・デメリット法　　155, 160, 163
森田正馬　　167
森田療法　　167
問題解決技法　　132
問題解決モード　　19

や行

矢印法　　157, 162, 163
Young, J. E.　　75, 76, 129, 162
誘導的発見（誘導による発見）　　18, 170
養生　　47
幼小児期の記憶の再構成　　149

ら行

ラジカルアクセプタンス　　111
Linehan, M. M.　　43, 75, 76
ルール　　142
論理分析　　26

編著者略歴

井上　和臣（いのうえ　かずおみ）：プロローグ，第1章，第2章，第3章，エピローグ
1977年　京都府立医科大学卒業
1980～90年　京都府立医科大学精神医学教室
1983年　京都府立医科大学医学博士
1988～89年　米国ペンシルベニア大学認知療法センター留学
1989～90年　京都府立精神保健総合センター
1990年～　鳴門教育大学
現　職　鳴門教育大学基礎・臨床系教育部教授
著　書　『認知療法への招待』（金芳堂），『認知療法・西から東へ』（編集・著，星和書店），『認知療法の世界へようこそ』（岩波書店），ほか
訳　書　『人格障害の認知療法』（監訳，岩崎学術出版社），『認知行動療法を始める人のために』（監訳，星和書店），ほか

著者略歴（五十音順）

東　斉彰（あずま　なりあき）：第10章
1987年　関西学院大学大学院文学研究科博士前期課程修了
1988年　大阪心理療法センター所長
1996年　九州大学医学部附属病院心療内科技官
現　職　財団法人住友病院臨床心理科主任，大阪大学・龍谷大学非常勤講師
著　書　（以下すべて分担執筆）『カウンセリングの成功と失敗』（創元社），『認知療法ケースブック』（星和書店），『発達臨床心理学ハンドブック』（ナカニシヤ出版），『これからの心理臨床』（ナカニシヤ出版），ほか
訳　書　『マルチモード・アプローチ』（共訳，二瓶社），『うつを克服する10のステップ』（監訳，金剛出版）

鍵本　伸明（かぎもと　のぶあき）：第13章
1992年　大阪市立大学医学部卒業
1993年　大阪市立大学医学部神経精神医学教室
1994年　和泉中央病院
1997年　ナンバかぎもとクリニック
現　職　ナンバかぎもとメンタルクリニック理事長
著訳書　『認知療法ケースブック』（共著，星和書店），『産業精神保健マニュアル』（分担執筆，中山書店），『うつを克服する10のステップ』（共訳，金剛出版）

北川　信樹（きたがわ　のぶき）：第8章
1991年　北海道大学医学部卒業
1991年　北海道大学医学部精神医学講座入局。北海道立向陽ガ丘病院勤務を経て
1995年　北海道大学病院精神科神経科医員
1999年　同助教。同病棟医長，外来医長，市立稚内病院精神科神経科主任医長等を経て
2009年　北海道大学大学院医学研究科神経病態学講座精神医学分野医局長
現　職　北海道大学病院精神科神経科助教
著　書　（以下すべて共著）『精神疾患100の仮説』（星和書店），『認知療法ケースブック』（星和書店），『TEXT BOOK 女性心身医学』（永井書店），『さあ！やってみよ

う　楽しい集団認知行動療法（仮題）』（医学映像教育センター），ほか
訳　書　『拒食症サバイバルガイド』（共訳，金剛出版）

千田　恵吾（せんだ　けいご）：第12章
1983年　ニックボロテリー・テニス・アカデミー（米国フロリダ州）でコーチ研修を受ける
　　　　30代よりカウンセリング活動が中心となる
1995年～2010年　横浜心理相談センター所長
2010年　株式会社リスタ代表取締役
現　職　株式会社リスタ代表取締役
著　書　『認知療法ケースブック』（共著，星和書店），『勝つためのコグニティブトレーニング７つのステップ』（ベースボール・マガジン社）

多賀　千明（たが　ちあき）：第11章
1982年　旭川医科大学卒業
1990年　京都府立医科大学精神神経科助手
1992年　京都府立医科大学精神神経科講師
1995年　京都第二赤十字病院心療内科（精神科）副部長
1999年　京都第二赤十字病院心療内科（精神科）部長
現　職　京都第二赤十字病院心療内科（精神科）部長
著　書　（以下すべて分担執筆）『強迫の精神病理と治療』（金剛出版），『認知療法ケースブック』（星和書店），『ほんとうに困った症例集［心療内科編］』（星和書店），『こころを医学する』（岩波書店），『強迫性障害治療ハンドブック』（金剛出版），『こころのりんしょう à・la・carte 26(2)』（星和書店），『うつ病』（金芳堂），ほか

高橋　徹（たかはし　とおる）：第６章
1995年　信州大学医学部卒業
現　職　信州大学医学部精神医学教室助教
著　書　『認知療法ケースブック』（分担執筆，星和書店）

友竹　正人（ともたけ　まさひと）：第９章
1993年　徳島大学医学部医学科卒業
1997年　徳島大学大学院医学研究科博士課程修了
2006年　徳島大学大学院ヘルスバイオサイエンス研究部精神医学分野講師
2007年　徳島大学大学院ヘルスバイオサイエンス研究部精神医学分野准教授
現　職　徳島大学大学院ヘルスバイオサイエンス研究部メンタルヘルス支援学分野教授
著　書　（以下すべて分担執筆）『コメディカルのための専門基礎分野テキスト　精神医学』（中外医学社），『よくわかる精神科治療薬の考え方，使い方』（中外医学社），ほか
訳　書　（以下すべて共訳）『過食症サバイバルキット』（金剛出版），『モーズレイ・モデルによる家族のための摂食障害こころのケア』（新水社）

永田　利彦（ながた　としひこ）：第７章
1985年　大阪市立大学医学部卒業
1990年　大阪市立大学大学院医学研究科修了
1991年　大阪市立大学医学部神経精神医学教室助手

1992年	大阪市立大学医学部神経精神医学教室講師
1995〜1996年	ピッツバーグ大学精神科客員助教授
1999年	大阪市立大学大学院医学研究科神経精神医学准教授
現　職	大阪市立大学大学院医学研究科神経精神医学准教授
著　書	（以下すべて分担執筆）"Social Anxiety Disorder"（Marcel Dekker），"Social Phobia"（Nova Biomedical Books），ほか

原田　誠一（はらだ　せいいち）：第4章
1983年	東京大学医学部卒業
1983年	東京大学医学部附属病院精神神経科
1987年	東京都立中部総合精神保健センター
1990年	東京都立墨東病院内科・救命救急センター
1992年	神経研究所附属晴和病院
1994年	東京通信病院精神科医長
1999年	三重大学医学部精神科講師
2002年	国立精神・神経センター武蔵病院外来部長
2006年	原田メンタルクリニック・東京認知行動療法研究所
現　職	原田メンタルクリニック・東京認知行動療法研究所院長
著　書	『正体不明の声』（アルタ出版），『強迫性障害治療ハンドブック』（編著，金剛出版），『統合失調症の治療』（金剛出版），『精神療法の工夫と楽しみ』（金剛出版），『強迫性障害のすべてがわかる本』（講談社），『うつ病治療』（共著，メディカルレビュー社），ほか
訳　書	『統合失調症の認知行動療法』（日本評論社），『症例から学ぶ統合失調症の認知行動療法』（監訳，日本評論社），ほか

遊佐　安一郎（ゆさ　やすいちろう）：第5章
1970年	上智大学英語学科卒業。国際基督教大学大学院教育心理学科に一時在籍後，State University of New York at Albany 留学
1977年	教育学博士号取得。Syracuse Developmental Center, Pilgrim Psychiatric Center, Kings Park Psychiatric Center 等で Psychologist として勤務
1990年	South Beach Psychiatric Center で Chief of Service として精神科病院での臨床管理に従事
1996年	長谷川病院クリニカル・コーディネーター兼リハビリテーション部長（〜2009年）
2003年	国際基督教大学臨床心理学非常勤講師（現在に至る）
2005年	東京大学大学院教育学研究科臨床心理学コース客員教授（〜2007年）
2008年	北海道医療大学大学院臨床心理学コース客員教授（現在に至る）
2009年	長谷川メンタルヘルス研究所所長（現在に至る）
現　職	長谷川メンタルヘルス研究所所長，国際基督教大学臨床心理学非常勤講師
著　書	（以下すべて星和書店）『家族療法入門』，『援助技法の実際』（編著），『DBT＝弁証法的行動療法』，『こころのりんしょうà・la・carte 26(4)』（編著）
訳　書	（以下すべて星和書店）『認知療法入門』（監訳），『家族のための精神分裂病入門』（監修），『わかれからの再出発』（監訳），『境界性人格障害＝BPD 実践ワークブック』（監訳），『ここは私の居場所じゃない』（監訳）

パーソナリティ障害の認知療法
―ケースから学ぶ臨床の実際―
ISBN978-4-7533-1019-7

編 者
井上 和臣

2011年3月28日 第1刷発行

印刷　新協印刷㈱　／　製本　㈱中條製本工場

発行所　㈱岩崎学術出版社　〒112-0005　東京都文京区水道1-9-2
発行者　村上　学
電話 03(5805)6623　FAX 03(3816)5123
©2011　岩崎学術出版社
乱丁・落丁本はおとりかえいたします　検印省略

認知療法──精神療法の新しい発展
A. T. ベック著　大野裕訳
読み継がれる認知療法の古典的名著　　　　　　　　本体 5,000 円

新版 うつ病の認知療法
A. T. ベックほか著　坂野雄二監訳
「認知療法の原典」待望の新版・復刻　　　　　　　本体 5,700 円

人格障害の認知療法
A. T. ベック／A. フリーマンほか著　井上和臣監訳
認知療法の新しい地平を拓いた著作　　　　　　　　本体 5,500 円

認知行動療法による子どもの強迫性障害治療プログラム──OCD をやっつけろ！
J. S. マーチ／K. ミュール著　原井宏明／岡嶋美代訳
治療プログラムを段階に分けてわかりやすく解説　　本体 3,600 円

精神科臨床における行動療法──強迫性障害とその関連領域
飯倉康郎著
初心者からベテランまで役立つ，行動療法の治療の実際　本体 3,400 円

対人関係療法総合ガイド
M. M. ワイスマンほか著　水島広子訳
エビデンスに基づく精神療法 IPT の正式マニュアル　本体 5,000 円

摂食障害の不安に向き合う──対人関係療法によるアプローチ
水島広子著
不安に対処し治療効果につなげる創意工夫を詳述　　本体 2,000 円

トラウマの現実に向き合う──ジャッジメントを手放すということ
水島広子著
トラウマに向き合う治療姿勢を詳述　　　　　　　　本体 2,000 円

この本体価格に消費税が加算されます。定価は変わることがあります。